FRANZISKA GÜNTHER

schön & stark

FRAUEN MIT KREBS

»Ein Fotoprojekt für mehr Selbstliebe.«

LAUINGER VERLAG

Die deutsche Nationalbibliothek verzeichnet diese Publikation in der Deutschen Nationalbibliografie; detaillierte bibliografische Daten sind im Internet unter www.dnb.de abrufbar.

Projektmanagement, Lektorat: Miriam Bengert, Julia Marcie Bach
Umschlaggestaltung, Bildbearbeitung, Satz & Layout: Sonia Lauinger
Korrektorat: Lisa Cristea, Nina Gibler, Lisa Friedrich
Fotografie: Franziska Günther
Druck: Stoga Print, Polen

ISBN: 978-3-7650-0305-9

LAUINGER VERLAG

IMPRESSUM

Franziska Günther

schön & stark

Frauen mit Krebs

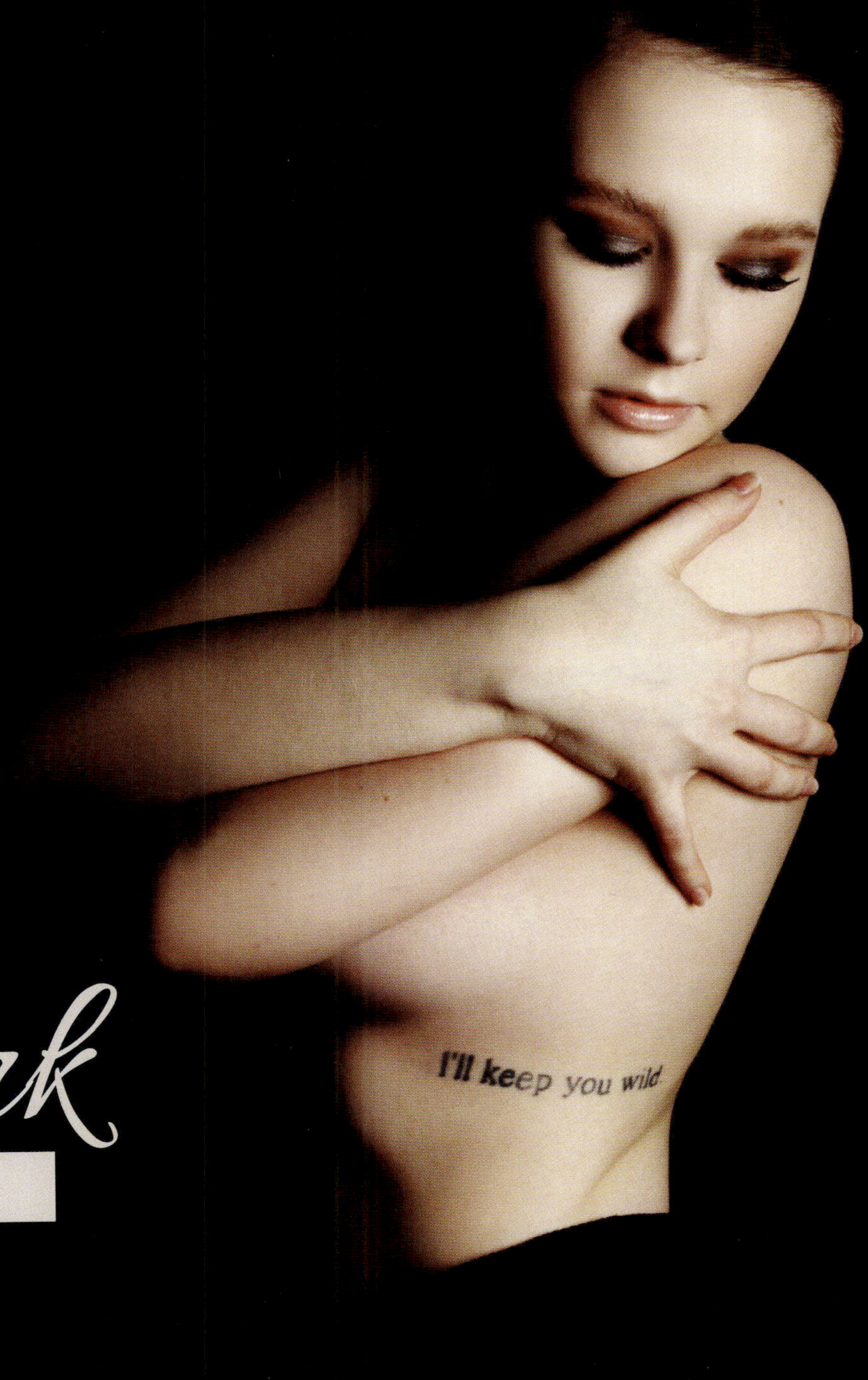

Im Sommer 2015 kam eine besondere Frau in mein Studio. Bisher zählten zu meinen Hauptarbeitsbereichen Hochzeits-, Baby- und Familienaufnahmen.

Die junge Frau, 30 Jahre alt, war Mutter von zwei Kindern, ich hatte sie bereits zuvor einige Male fotografieren dürfen. Mit dem Abstillen des zweiten Kindes ertastete sie einen Knoten in ihrer Brust, kurz darauf erhielt sie die Diagnose Brustkrebs.

Viele Menschen, die eine solch dramatische Diagnose erhalten, fallen zunächst in eine passive Grundhaltung und versuchen der Realität zu entfliehen. Um nach vorn sehen zu können, erstellte die junge Frau eine Liste, eine Überlebens-agenda. Es waren Bilder ihrer Kinder darauf zu sehen, ein Foto ihres Mannes, Details, die ihr wichtig waren. Nur ein Foto von ihr fehlte. Viele andere Frauen erzählten mir von ähnlichen Listen mit all den Dingen, die sie in ihrem Leben erreichen oder erleben wollten.

Zu unserem Fototermin kam sie ohne Haare, die Brust mit einigen Narben, einen Expander unter der Haut. Sie wollte sich selbst etwas Gutes tun, um auch diesen Lebensabschnitt in Erinnerung zu behalten.

Auf diese Frau folgten weitere Betroffene und ich erlebte mehrmals die Verzweiflung, die Angst vor der Zukunft und davor, nach einer Operation die Weiblichkeit zu verlieren, als Frau nicht mehr wahrgenommen zu werden.

Durch die gemeinsame Zeit während des Fotografierens fiel mir auf, wie sich die Einstellung der Frauen zu sich selbst durch die Bilder veränderte, wie sie wahrnehmen konnten, dass sie noch immer weiblich und schön sind, auch nach der medizinischen Behandlung.

Für mich als Fotografin und vor allem auch für mich als Frau war klar, dass ich zukünftig, statt ausschließlich Menschen zu fotografieren, die mit einer positiven Grundstimmung in mein Studio kommen, die sich schön und wertvoll fühlen, gerade die Frauen erreichen möchte, denen dieses Gefühl unvermittelt entzogen worden ist.

Ich wünsche mir von Herzen, dass jede Frau sich schön & stark fühlt! Mit meinen Bildern möchte ich alle Frauen ermutigen sich selbst aus einem anderen Blickwinkel zu betrachten, die eigene Stärke zu erkennen und die weibliche Kraft neu zu entdecken.

Nachdem ich die erste Krebspatientin fotografiert hatte und mein weiteres fotografisches Schaffen ganz klar vor mir lag, musste ich feststellen, dass mein Umfeld noch nicht so weit war, sich mit diesem Thema auseinander zu setzen. Mir wurde gesagt, dass sich keine Frau fotografieren lassen würde, deren Körper versehrt war und dass vor allem auch niemand die Bilder sehen wollen würde. Dabei ging es mir nie in erster Linie darum die Fotos öffentlich zu machen, ich wollte den Frauen einen Raum geben sich selbst mit dem neuen Lebensabschnitt und dem veränderten Aussehen liebevoll zu versöhnen.

Mit der Unterstützung einer Handvoll großartiger Frauen entstand schließlich im September 2018 ein Projekt, das Fotoshootings für an Krebs erkrankte Frauen anbietet inklusive Makeup & Styling und bei Bedarf mit einer Klangtherapie zur Selbstwahrnehmung. Wir bekamen Unterstützung vom Demokratischen Frauenbund als Projektträger, von diversen Fernsehsendern, der Presse, Firmen und haben seit Januar

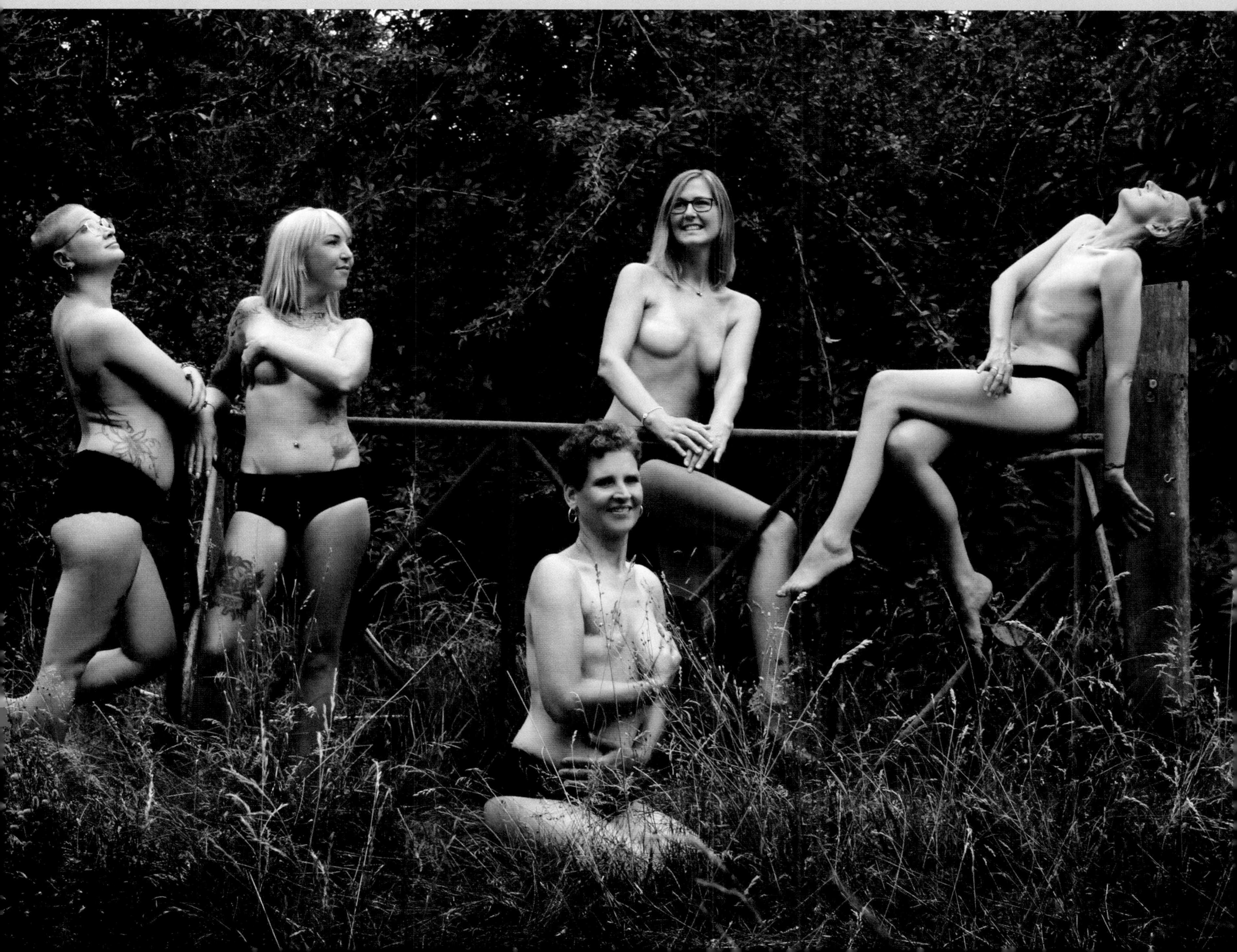

»Ich wünsche mir von Herzen, dass jede Frau sich schön & stark fühlt! Mit meinen Bildern möchte ich alle Frauen ermutigen sich selbst aus einem anderen Blickwinkel zu betrachten, die eigene Stärke zu erkennen und die weibliche Kraft neu zu entdecken.«

2019 bereits über 150 Frauen fotografiert und jede Menge Dankbarkeit, Liebe, Vertrauen und Hoffnung erfahren.

Warum lassen wir uns immer nur dann fotografieren, wenn es uns gut geht, in den Höhen unseres Lebens? Sind nicht gerade die Täler auch das, was uns ausmacht, uns formt, unserem Leben die Richtung vorgibt und uns stärkt?

Es gibt im Leben Ereignisse, die einen Menschen völlig aus der Bahn werfen und alles in Frage stellen. So ist eine Krebserkrankung immer ein massiver Einschnitt in das Leben der Betroffenen und stellt mit einem Mal alles auf den Prüfstand: Selbstwahrnehmung, Gefühle, Gedanken bis hin zu soziale Beziehungen und Berufstätigkeit.

In diesem Buch erzählen Frauen, die ich durch mein Fotoprojekt kennenlernen und fotografieren durfte, ihre Geschichte. Von ihrem Leben vor, während, mit und nach der Krankheit. Wie kann dem Leben eine neue Richtung gegeben werden? Wie gehen Frauen mit dem Schicksal um, lernen daraus, werden durch die Krankheit stärker und leben zukünftig selbstbestimmter?

Wie finden sie mit einem oftmals stark gezeichneten Körper den Weg zurück zu Selbstliebe, Selbstachtung und Selbstwert? Was hat sich in ihrem Leben verändert oder ist geblieben, wo liegen die Prioritäten?

Nachdem ich den Frauen die ersten Fragen bezüglich ihres Lebens, der Krankheitsgeschichte und dem familiären Umfeld gestellt hatte, waren fast alle bereit ausführlich über ihre Erkrankung zu sprechen. Sie beantworteten bereitwillig alle Fragen und ich bekam einen tieferen Eindruck von dem, was jede von ihnen durchgemacht hatte. Besonders auffällig war für mich, dass viele von ihnen, nachdem ich die fertigen Berichte zum Lesen weitergeleitet hatte, ihre eigenen Ausführungen relativierten. Es war ihnen unangenehm mit welch ehrlicher Direktheit sie zu Beginn geantwortet hatten, oft waren die Worte zu mitleidig oder zu direkt. Sie hatten Angst, die Angehörigen könnten den Text lesen und ärgerlich reagieren. Wie schade, dass viele von ihnen auch in solch einer Situation davon ausgehen sich nicht richtig zu verhalten oder anderen Menschen zu nahe zu treten. Gerne hätte ich genau diese ersten ehrlichen Texte veröffentlicht, ohne die Relativierung um gesellschaftlich nicht anzuecken. Und doch ist es mir auch ein Bedürfnis, dass jede hier porträtierte Frau auch Jahre später noch ihren Beitrag lesen kann ohne Scham und Schuldgefühle zu empfinden.

Die Vielseitigkeit einer Krebserkrankung ist erschreckend und nicht jede Frau findet schnell ihren eigenen Weg. In den meisten Fällen jedoch ist eine Krebsdiagnose ein Weckruf. Eine Aufforderung, sich mit dem eigenen Leben auseinanderzusetzen und die einzelnen Aspekte wie Karriere, Familie, Partnerschaft, Hobby, Spiritualität zu betrachten und sich selbst die Frage zu stellen, ob in einzelnen Bereichen etwas verändert werden darf, um fortan glücklich und bedeutungsvoll zu leben.

Dr. Kelly A. Turner schreibt in ihrem Buch „9 Wege in ein krebsfreies Leben" 1 von ihren Erkenntnissen aus jahrelanger Recherche mit Menschen, die eine Radikalremission – eine unerwartete Rückbildung des Karzinoms – erlebten. Sie führte Interviews auf der ganzen Welt, besuchte alternative Heilpraktiker in zehn verschiedenen Ländern, führte über hundert Interviews und analysierte mehr als tausend niedergeschriebene Krebsfälle mit Radikalremission. Sie kommt abschließend zu der Erkenntnis, dass von über 75 genannten verschiedenen Faktoren, die zur Heilung beigetragen haben können, 9 in fast jedem mit ihr geführten Interview erwähnt wurden. Diese neun Faktoren, die die Heilung von Krebs unterstützen können, sind folgende:

- die Ernährung radikal umstellen,
- die Kontrolle über die Gesundheit übernehmen,
- der eigenen Intuition folgen,
- Kräuter und Nahrungsergänzungsmittel nehmen,
- unterdrückte Emotionen zulassen,
- positive Emotionen verstärken,
- soziale Unterstützung zulassen,
- die spirituelle Verbindung vertiefen,
- starke Gründe für das Leben haben.

Mit großer Faszination habe ich in meinen eigenen Interviews mit betroffen Frauen festgestellt, dass eine Handvoll von ihnen ganz intuitiv auf eben diese Veränderungen in ihrem Leben setzt, um den Krebs zu besiegen und um ihn auch langfristig aus ihrem Leben zu verbannen. Gutes Essen, Zeit für Selbstfürsorge, Liebe, Frieden, soziale Kontakte, ausreichend Schlaf.

Viele Frauen leiden unter den Nachwirkungen der schulmedizinischen Behandlungsweise und versuchen trotz all der Widrigkeiten, mit dem Erlebten fertig zu werden und den Weg Schritt für Schritt in ein krebsfreies Leben zu gehen. Viele sind offen für alternative Wege wie Yoga, Meditation, lange Spaziergänge in der Natur, Rückbesinnung auf das Wesentliche.

»Gedanken und Gefühle treffen in der heutigen Zeit, gerade bezogen auf das Thema Krankheit, oft auf Unverständnis. Dabei ist es wesentlich, dass wir mit uns selbst im Reinen sind, uns lieben und wertvoll fühlen.«

Gedanken und Gefühle treffen in der heutigen Zeit, gerade bezogen auf das Thema Krankheit, oft auf Unverständnis, ganz anders als Fakten. Dabei ist es wesentlich, dass wir mit uns selbst im Reinen sind, uns lieben und uns wertvoll fühlen. Fast alle meiner Projektteilnehmerinnen, die ich in den letzten Jahren fotografieren durfte, hatten, bevor ihre Erkrankung diagnostiziert wurde, eine Stresssituation, die sie aus der Bahn geworfen hat. Der Körper reagiert, noch bevor wir uns dessen bewusst sind. Oder vielleicht reagiert der Körper, weil wir uns dessen nicht bewusst werden.

Stress und Angst schwächen das Immunsystem. Kurzzeitig sind diese Emotionen wichtig, um uns zu warnen und zu schützen, langfristig jedoch immer wieder einer oder der gleichen Stresssituation ausgesetzt zu sein, schwächt unseren Körper, setzt das Immunsystem außer Kraft und behindert somit die körpereigenen Abwehrkräfte.

Es ist eine Sache den Krebs zu besiegen, um leben zu können. Welche Behandlungsmethode jeder für sich wählen möchte, sollte frei entschieden werden können. Viele der Frauen, die ich fotografieren durfte, wählten den Weg der konventionellen Schulmedizin, einige ergänzten die Standardtherapie (Chemotherapie, Operation, Bestrahlung) mit individuellen integrativen Maßnahmen. Oft werden jedoch Menschen, die einen unkonventionellen Weg einschlagen möchten, als unverantwortlich dargestellt. Ich denke auch hier ist es wichtig, dass jeder Mensch die Möglichkeit bekommt, in sich selbst hineinzuhorchen, zu recherchieren und sich dann für eine Methode oder auch für die Kombination verschiedener Behandlungsweisen zu entscheiden, ohne sich rechtfertigen zu müssen. Jeder hat das Recht auf respektvolle Behandlung, sich selbst

---

[1] Dr. Turner, Kelly A. (2014), 9 Wege in ein krebsfreies Leben: Wahre Geschichten von geheilten Menschen, München: Irisia-na Verlag 2015

gegenüber, von Familienmitgliedern und Bekannten und auch von Ärzten.

Der menschliche Körper ist keine Maschine, deren Teile kaputtgehen und abgebaut werden können, sondern ein Organismus, der eine Einheit aus Körper, Geist und Seele bildet.

Ein weiterer wichtiger Punkt der Krebstherapie ist das Ergebnis einer Operation, mit der betroffene Frauen den Rest ihres Lebens verbringen werden. Warum werden brusterhaltende Operationen oder Mastektomien meist von Gynäkologen und nicht von plastischen Chirurgen durchgeführt? Ich habe in meiner Zeit als Fotografin bei einigen Brustkrebspatientinnen wunderschöne wieder aufgebaute Brüste gesehen, Brüste, die genau zu dem Körper der Frau passen und zu ihrem Selbstbild. Andere Frauen sind mit dem Ergebnis einer Operation völlig entstellt, können sich vor Scham nicht mehr im Spiegel betrachten und empfinden die Narben als Verlust ihrer Weiblichkeit.

Mit der Entscheidung, einen Wiederaufbau zu machen, darf Frau sich in der Regel auch Zeit lassen und sorgfältig prüfen, bei wem sie diese Operation durchführen lassen möchte. Es gibt viele Ärzte, die es als ihre Leidenschaft und eine Herausforderung sehen, das beste Ergebnis zu erzielen, um auf das Resultat stolz sein zu können.

Zum Heilungsprozess gehört auch Fürsorge für das eigene äußere Erscheinungsbild. Es ist erlaubt für sich selbst das Beste zu wollen und sich dafür die Zeit für Recherche zu nehmen. Es ist auch erlaubt deutlich zu kommunizieren, wenn das Ergebnis nicht dem erwarteten Bild entspricht.

Oft fehlt den Frauen ein Ansprechpartner, der ihnen bei Fragen mit Rat und Tat zur Seite steht und Hinweise zu den verschiedenen Möglichkeiten gibt.

Es gibt in jeder größeren Stadt Selbsthilfegruppen von Frauen, die ein ähnliches Schicksal erlebt haben, mit denen auszutauschen sich durchaus lohnen könnte. Auch die Deutsche Krebsgesellschaft kann ein Ansprechpartner für viele offene Fragen sein.

Selbstfürsorge auch in Bezug auf die eigene Ernährung zu übernehmen, empfinde ich persönlich als überaus wichtig. Hippokrates sagte: „Lass deine Nahrung deine Medizin sein und Medizin deine Nahrung." Schon damals glaubte er fest daran, dass Nahrung die Kraft hat, den Körper zu reinigen und ins Gleichgewicht zu bringen, um sich selbst zu heilen. So können wir uns beispielsweise dafür entscheiden Zucker, Fleisch, Milchprodukte und verarbeitete Nahrungsmittel in unserer täglichen Nahrung zu reduzieren oder ganz darauf zu verzichten und hingegen mehr Obst und Gemüse, vorzugsweise aus biologischer Landwirtschaft, zu uns zu nehmen. Ebenso wichtig ist das Trinken von gutem Wasser.

Gerade in der heutigen Zeit werden Frauen durch die Medien Schönheitsideale vermittelt, die fernab jeder Realität liegen. Die Aufmerksamkeit der Gesellschaft liegt auf Jugendlichkeit, gutem Aussehen, Erfolg und Gesundheit. Wir Frauen versuchen uns in dieser auf Perfektionismus ausgerichteten Welt zurechtzufinden und setzen Schönheit gleichbedeutend mit glücklich sein.

»Eine Frau ist nicht nur ihr Körper, ihre Brüste, ihr Aussehen – Frau sein ist viel mehr als das!«

Eine meiner Projektteilnehmerinnen sagte: Ich hatte die Schönheit gratis und doch genügte ich selbst meinen Ansprüchen nie. Mit meiner Krebsgeschichte habe ich einen triftigen Grund und auch genügend Schutz, denn nun habe ich ein Recht auf Unperfektheit. Welch eine Entspannung!

Oft erschüttert uns das Leben ganz besonders, wenn wir beispielsweise durch eine Krebserkrankung merken, worauf es im Leben ankommt. Wir müssen nicht für immer jung und schön sein, dieser Perfektionismus, dem wir Frauen doch selten entsprechen und genügen, definiert uns nicht als Frau!

Eine Frau ist nicht nur ihr Körper, ihre Brüste, ihr Aussehen – Frau sein ist viel mehr als das! In uns liegt eine weibliche Kraft, mit der wir in Kontakt treten dürfen, unsere Urkraft.

Grundsätzlich, ob Mann oder Frau, ist es wesentlich uns mit unserer inneren Kraft zu verbinden, um einen Heilungsprozess zu beschleunigen. Um in diesen Kontakt zu treten, ist für viele Meditation ein geeignetes Werkzeug, das Laufen in der Natur oder Yoga.

Inzwischen ist es mehrfach wissenschaftlich belegt, dass Meditation das Immunsystem stärkt und die Hirnstruktur positiv verändert. Gleichzeitig reduziert dieses Innehalten Stress und Angst.

Viele Frauen, mit denen ich gesprochen habe, sagten im Nachhinein, dass ihr Körper deutliche Signale gesendet hatte, sie diese jedoch abgewiesen haben in dem Glauben, dass es von allein verschwindet. Es ist essenziell wichtig auf den eigenen Körper zu hören, oft lehrt uns erst die Erkrankung Dinge über uns selbst und zwingt uns, unseren Lebensstil in Frage zu stellen.

Ich denke auch an dieser Stelle ist Wertschätzung das Schlüsselwort, Wertschätzung sich selbst gegenüber und dem Leben.

Wir müssen nicht zu jedem Zeitpunkt alles wissen, wichtig ist, den Fokus bei uns selbst zu haben und auf die Bedürfnisse des eigenen Körpers zu hören. Die Kontrolle über den eigenen Heilungsprozess zu übernehmen, kann auch bedeuten, neue Wege zu gehen, offen dafür zu sein das eigene Leben zu analysieren, belastende Emotionen loszulassen und für Veränderungen bereit sein.

Gerade das ist wesentlich, um aus dem Tal der Krankheit zurück in das Leben zu finden.

Ich wünsche allen Frauen von Herzen, dass sie sich wertvoll fühlen, so, wie sie sind!

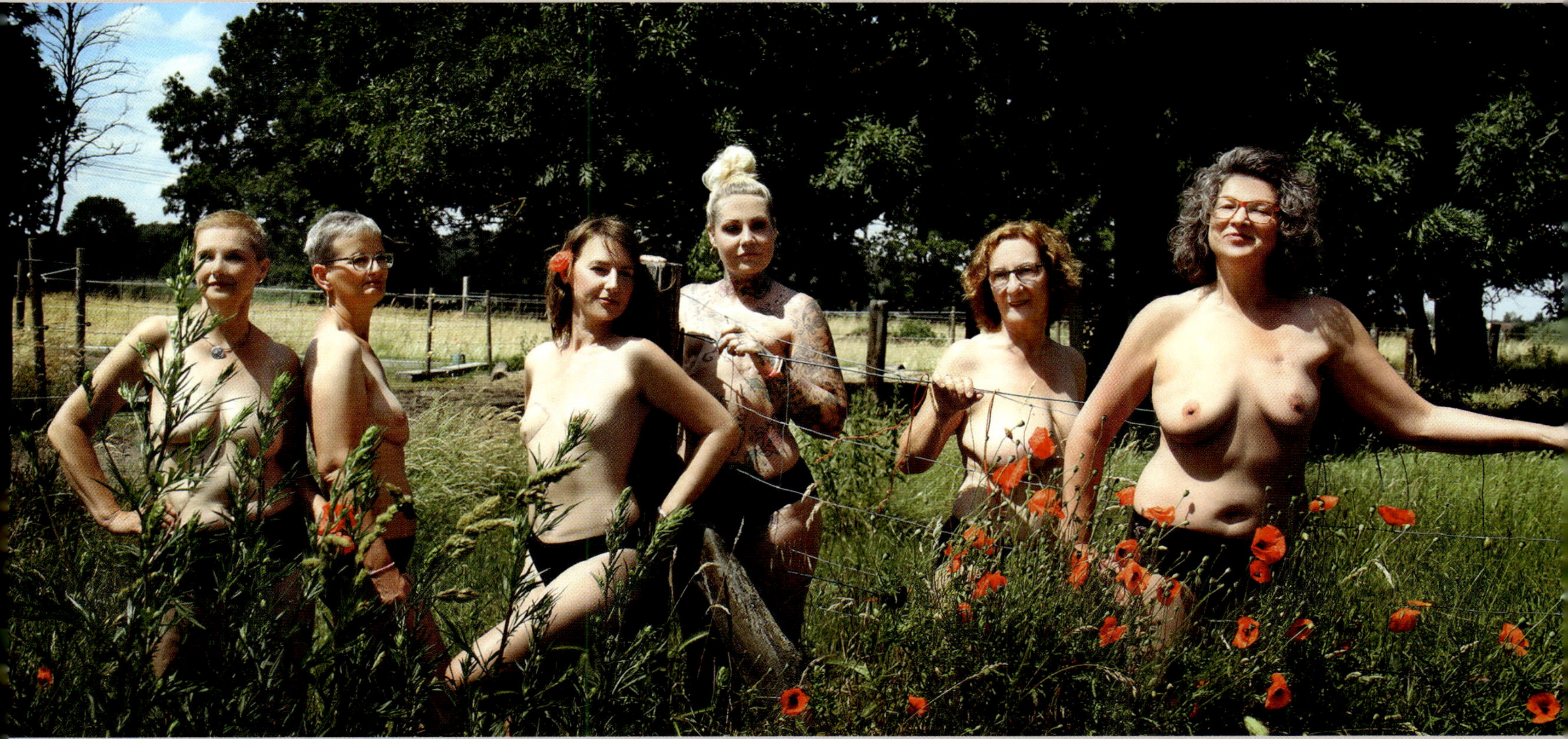

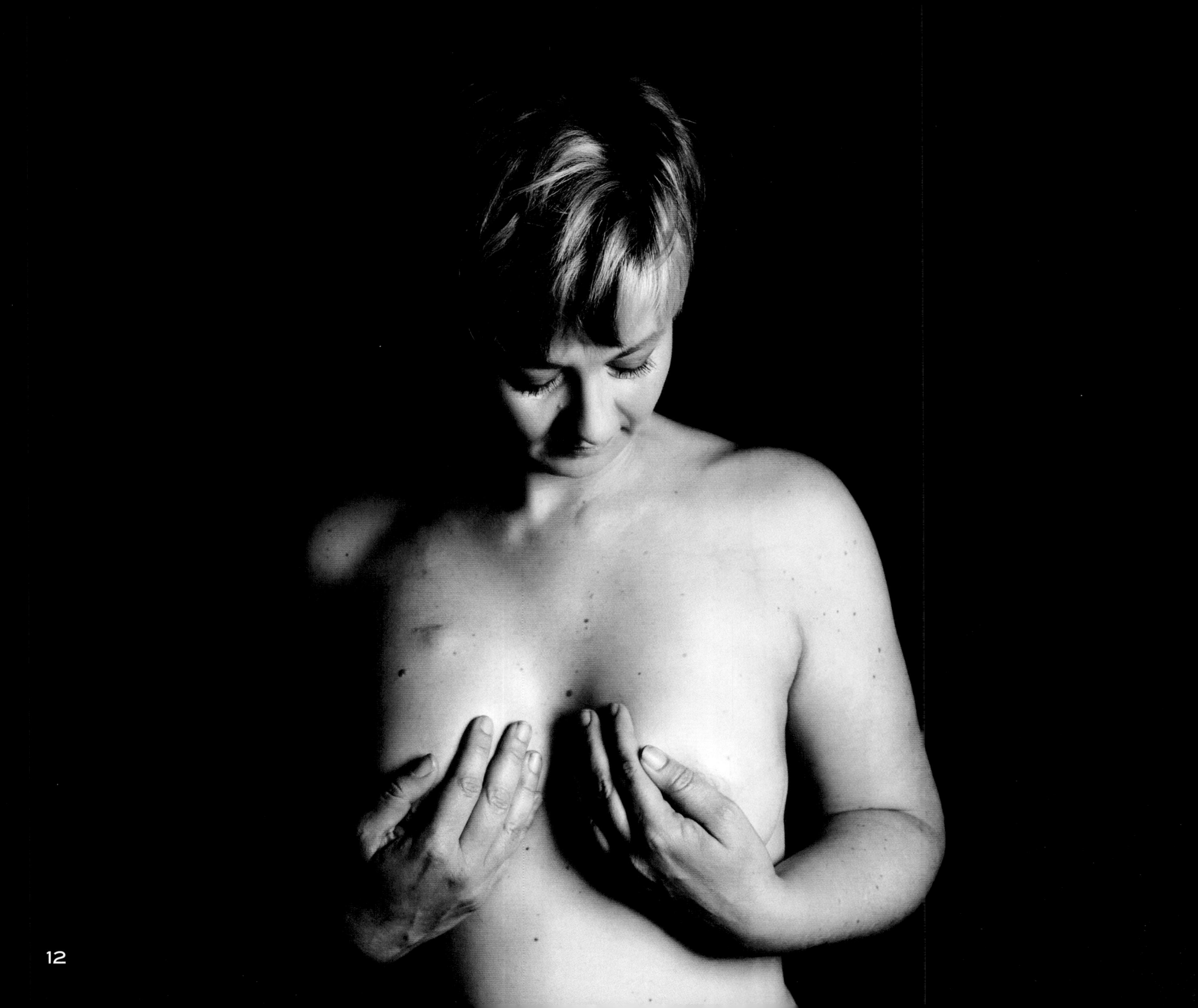

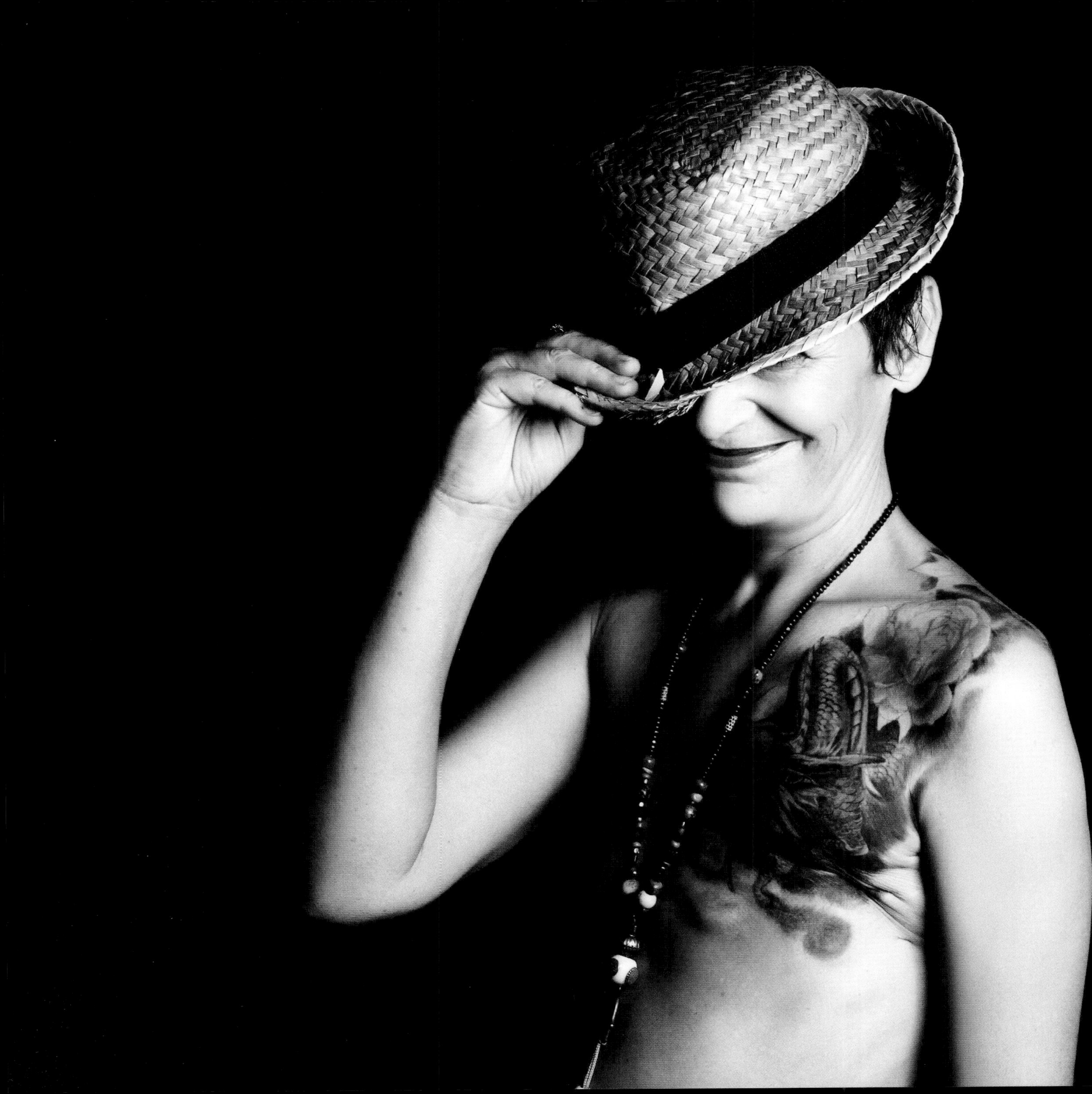

»Jetzt erst Recht!!
Jetzt bin ich erst recht schön, auch mit Narben und ohne Brustwarze.«

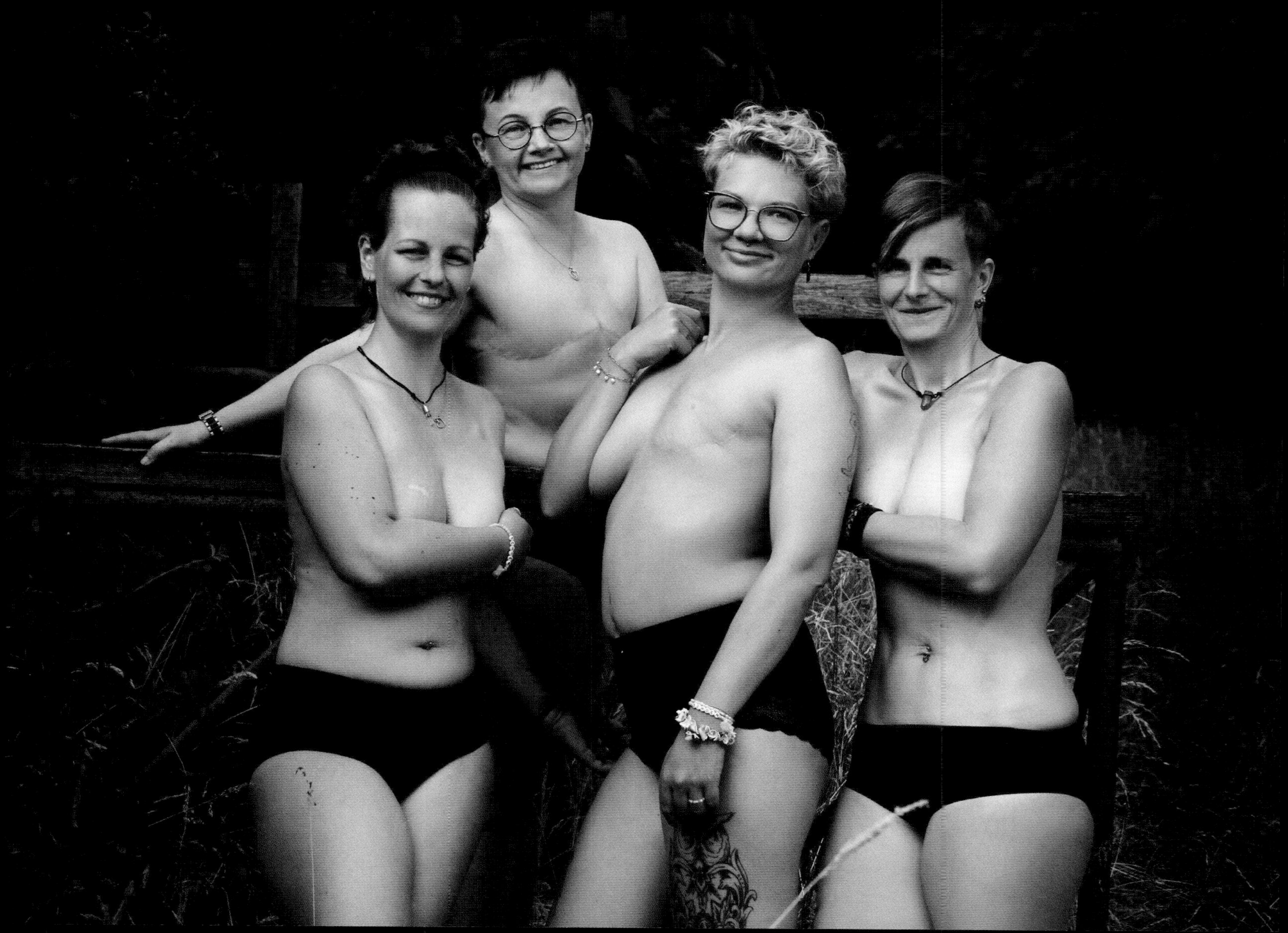

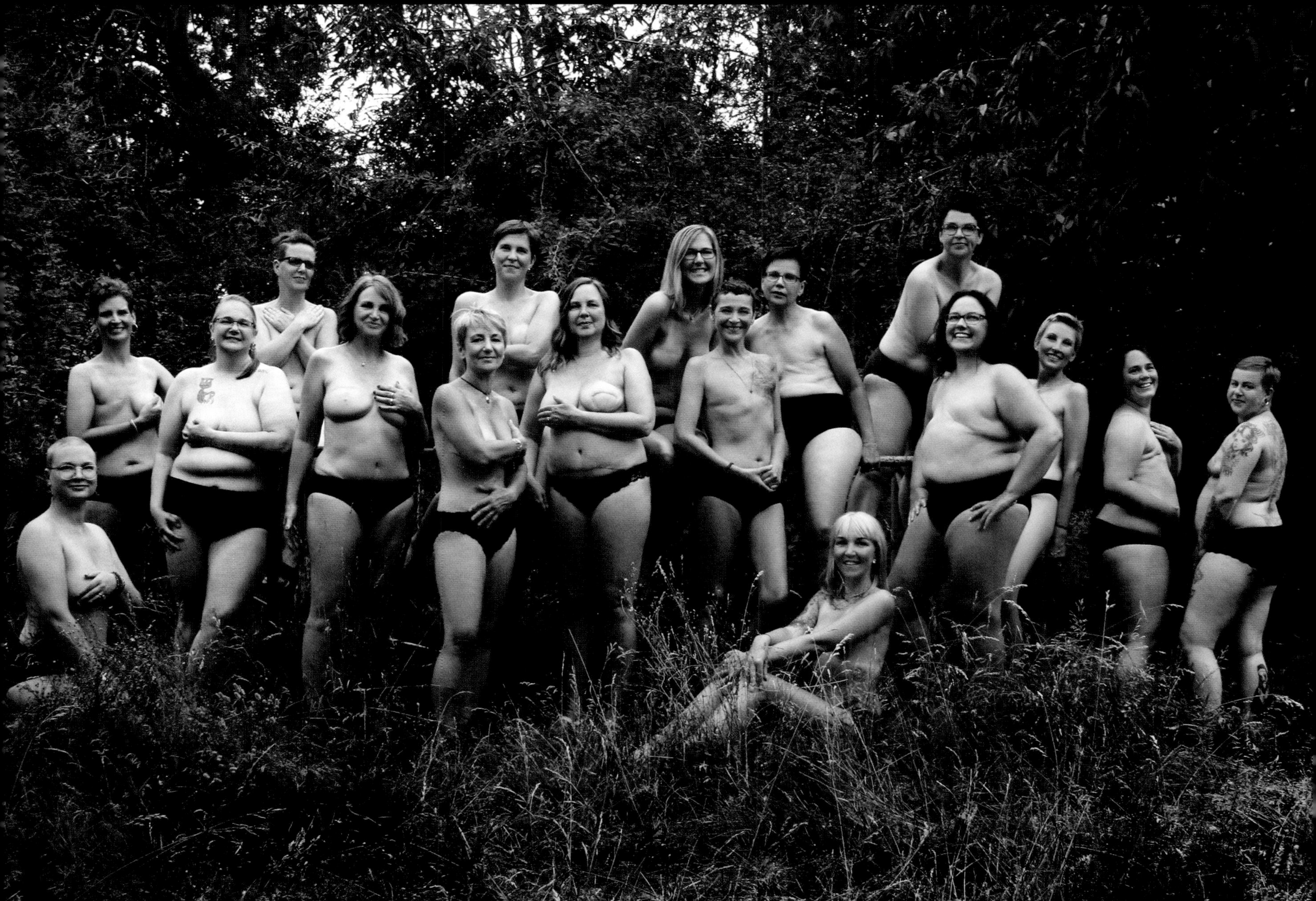

schön & stark

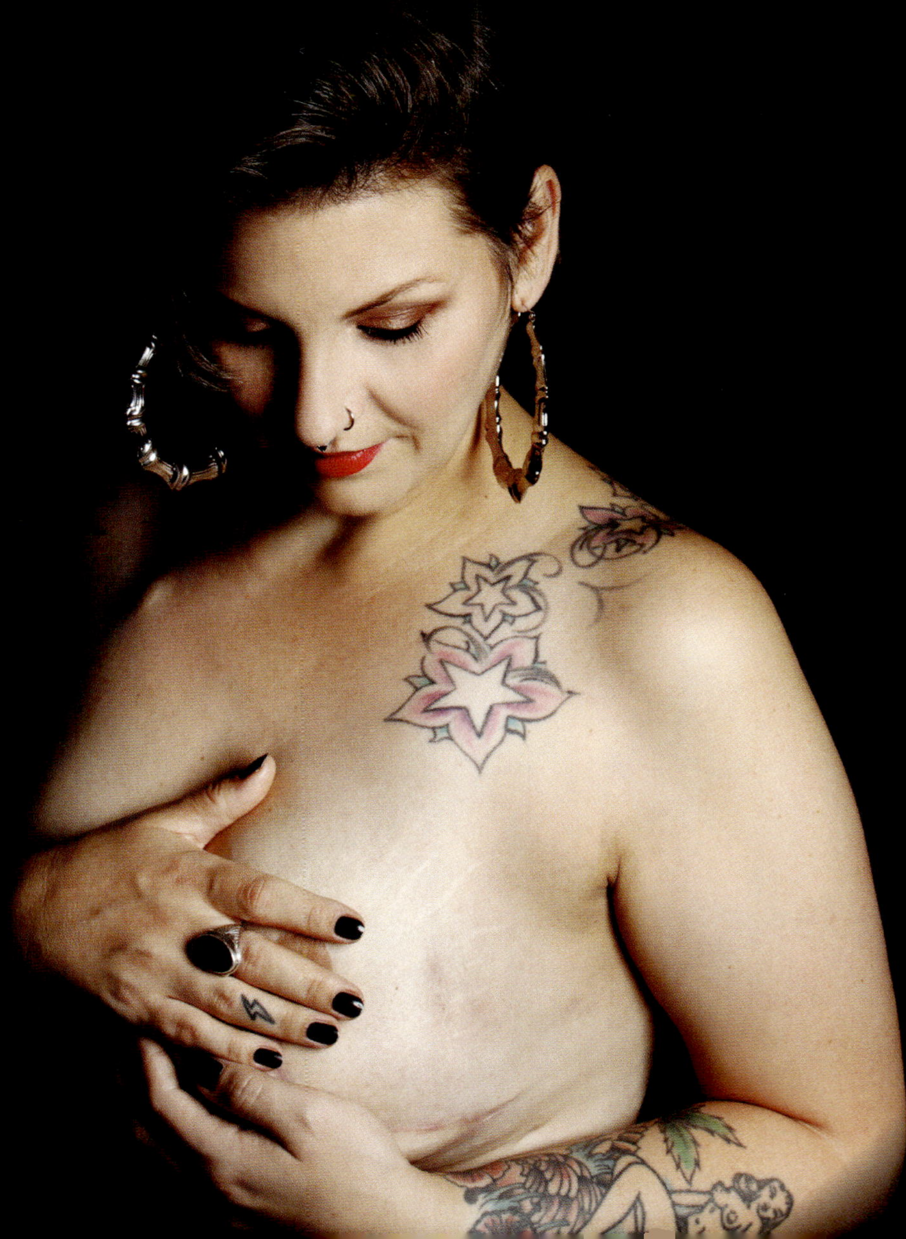

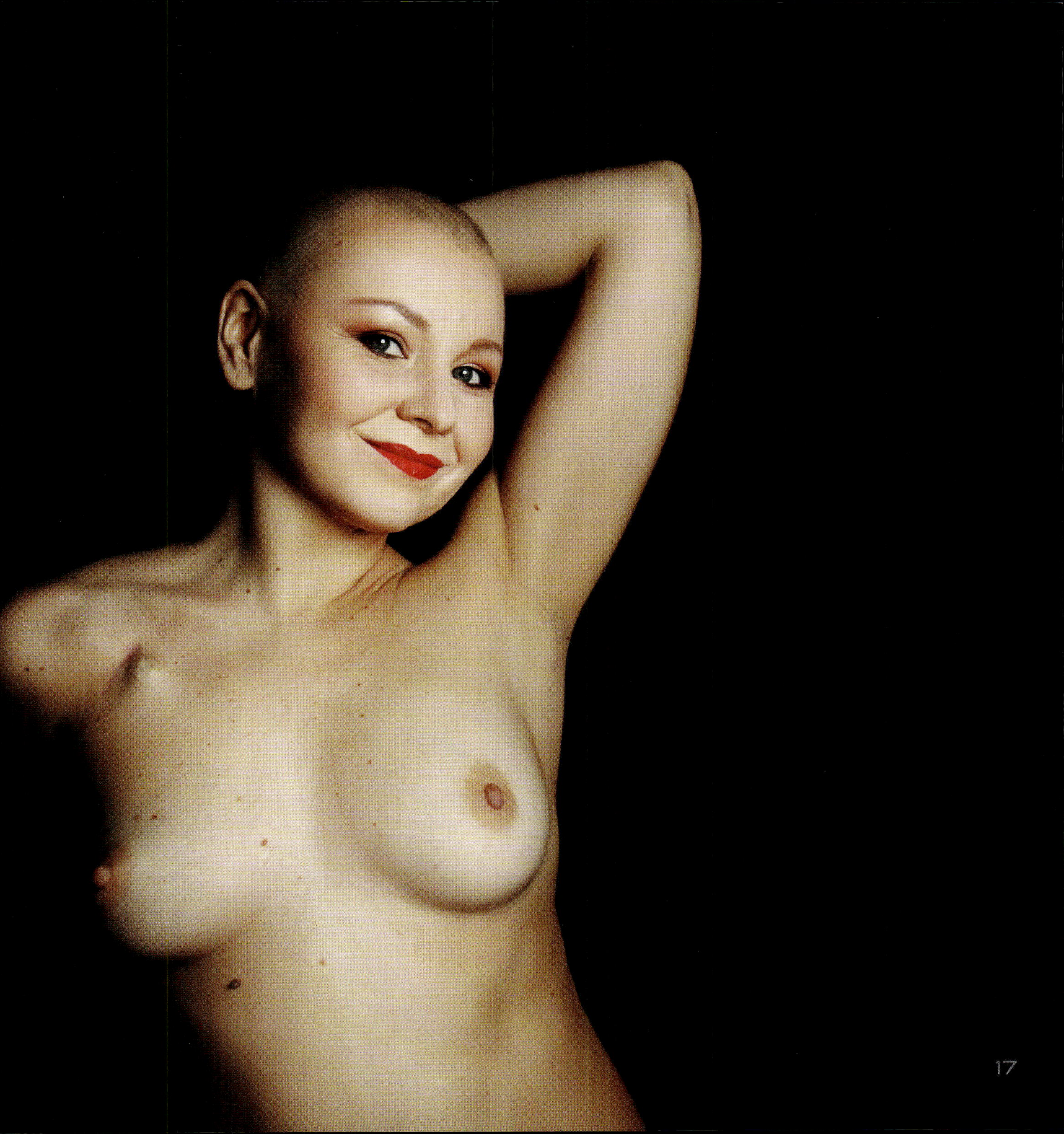

Anja, 33 Jahre

Bevor ich meine Diagnose erhielt, hatte ich ein perfektes Leben. Ich war gerade befördert worden, plante meine Hochzeit mit einem wundervollen Mann und hatte gerade das ideale Hochzeitskleid für mich auf einer Messe entdeckt. Die Beschreibung „perfekt" kommt mir nicht nur rückblickend so vor, sondern es fühlte sich tatsächlich so an. Ich war komplett glücklich und zufrieden.

Im Januar 2020, mit 31 Jahren, ertastete ich einen Knoten in meiner Brust. Einen Tag später ging ich zum Arzt und erhielt kurz darauf die Diagnose. Meine Familie war am Boden zerstört und ich glaube es traf meine Mutter mehr als mich. Kurz zuvor hatte meine Oma, ihre Mutter, die Diagnose Blasenkrebs bekommen. Sofort sagte sie ihren Urlaub ab und ließ sich ebenfalls krankschreiben, um uneingeschränkt für mich da sein zu können.

Zwischen den Worten „Sie haben Krebs" und der ersten Chemotherapie lagen 11 Tage. Ich war im Schockzustand, funktionierte nur noch automatisch.

Ich hatte eine Chemotherapie in 16 Zyklen, wurde danach 2x operiert und hatte 25 Bestrahlungen von außen und zwei Bestrahlungen von innen im Rahmen einer Brachytherapie. Mir wurden in Vollnarkose 10 Schläuche durch die Brust gezogen, an eine Maschine angeschlossen, so dass ich von innen bestrahlt werden konnte. Danach wurden die Schläuche wieder gezogen, diesmal äußerst schmerzhaft ohne Vollnarkose.

Ich verlor meine Haare und habe mehr als 10 Kilo Körpergewicht aufgrund der Medikation und hormonbedingter Fressattacken zugenommen.

Zum jetzigen Zeitpunkt hat die Beziehung zu meinem Partner jede Menge Risse, die Hochzeit und Kinderplanung sind kein Thema mehr. Ich weiß nicht, ob wir unsere Liebesbeziehung noch retten können. Die Themen, die wir aufgrund der Diagnose aufarbeiten müssen, sind groß und reichen von finanziellen Einbußen über einen vielleicht niemals erfüllbaren Kinderwunsch bis hin zum Tod. Wir gehen beide unterschiedlich mit diesen Belastungsproben um. Auch die optischen Veränderungen spielen eine große Rolle.

Nach der Chemotherapie wurden leider noch verbliebene Krebszellen gefunden, so dass ich derzeit eine weitere Behandlung über mich ergehen lassen muss, die noch einige Wochen dauern wird. Im Rahmen einer Medikamentenstudie bin ich Teil der SASCIA-Studie.

Aktuell geht es mir schlechter als während der ersten Chemotherapie. Ich mache viel, um die körperlichen Nebenwirkungen einzuschränken, treibe Sport, gehe zur Ergo- und Physiotherapie. Die psychischen Narben machen mir mehr zu schaffen als mein Körper. Mein Rückfallrisiko ist hoch, ich habe Angst davor wie viel Zeit mir noch bleibt, um meine Träume zu verwirklichen und zu leben.

Noch bin ich dabei, den Weg zurück ins Leben zu finden. Ich habe viel geändert, rauche nicht mehr, ernähre mich vegan und gehe mindestens zweimal in der Woche zum Sport. Ich suche nach Dingen, die mich glücklich machen, probiere viel aus, nähe, praktiziere Yoga und Achtsamkeit. Ich sehne mich danach, die Narben und Unvollkommenheiten meines neuen Körpers zu akzeptieren um dann neue Träume, Ziele und Vorhaben zu finden, die für mich realisierbar sind.

»Ich sehne mich danach,
die Narben und
Unvollkommenheiten
meines neuen Körpers zu
akzeptieren.«

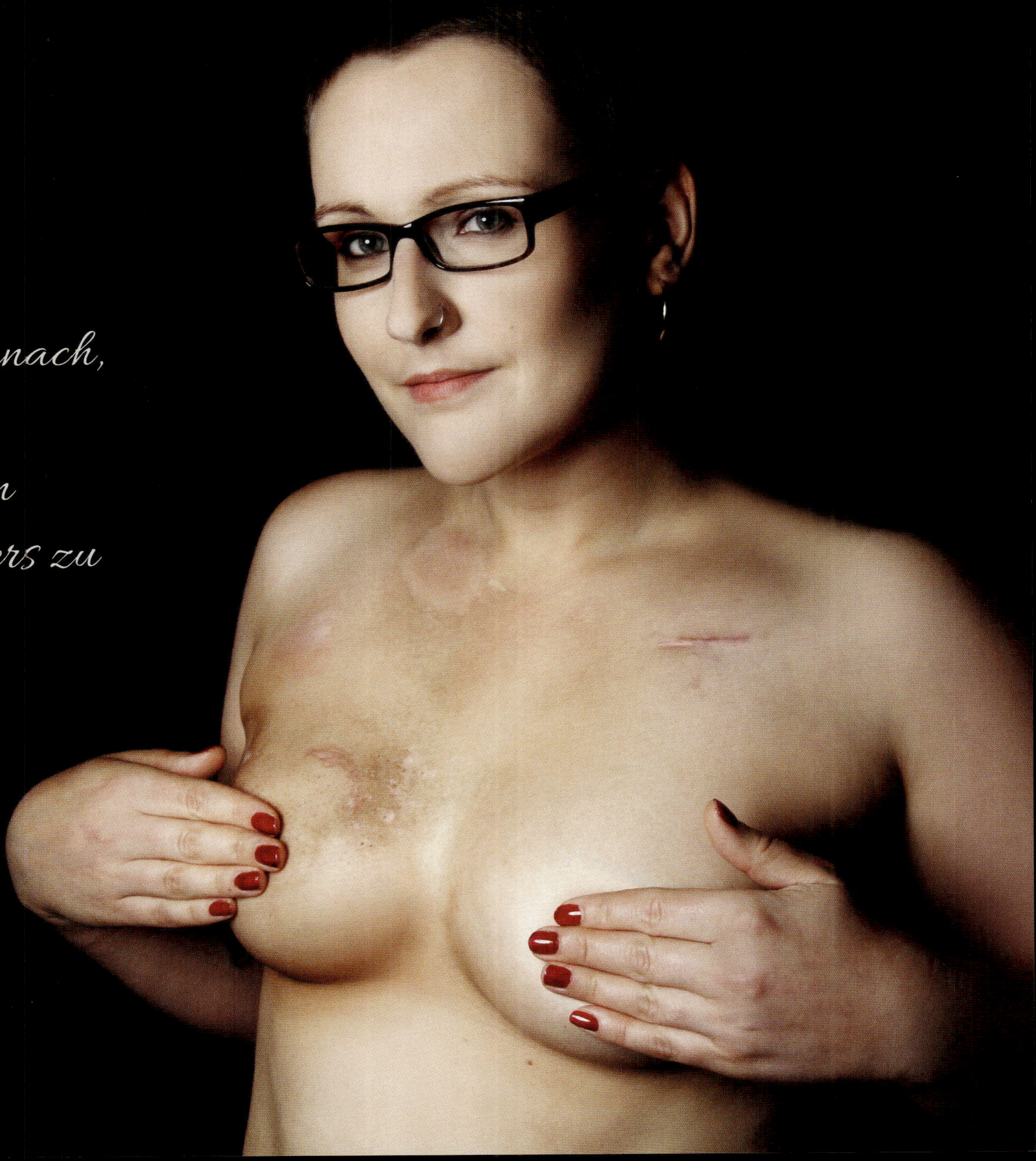

Anja, 49 Jahre

Krebs war schon immer ein ständiger Begleiter in meinem Leben, nur nicht in meinem Körper. Mein Vater starb mit 52 Jahren an Krebs, meine Schwester mit 50 Jahren und meine Nichte erkrankte in einem Alter von 1,5 Jahren.

Mit 43 Jahren war ich seit 18 Jahren verheiratet und hatte einen 15-jährigen Sohn. Meine Ehe war immer harmonisch gewesen.

Dennoch war mein Leben zu dieser Zeit schwierig. Mein Mann arbeitete viel, war manchmal tagelang unterwegs. Das war neu für uns beide, da wir unsere Zeit gern zusammen verbrachten. Es gab viel Streit, jeder hatte das Gefühl, nicht verstanden zu werden, aber keiner konnte sagen, wie er richtig verstanden werden wollte. Wir beide konnten Streit und schlechte Stimmung schlecht aushalten und haben uns nicht geliebt gefühlt. Es hat seine Zeit gedauert, bis wir einen Weg gefunden hatten miteinander so zu reden, dass der andere es auch verstehen konnte. Ich hatte während dieser Wochen viel nachgedacht, über das Leben, meine Ehe und mein Kind.

Diese Phase dauerte ungefähr drei Monate, in dieser Zeit hatte ich 13 Kilo Gewicht verloren.

Und dann kam die Diagnose.

Ich fiel in ein Loch und alles was ich denken konnte war: Oh nein, wie soll meine Mama das verkraften? Ich konnte die ersten Tränen kaum zurückhalten und nahm dankbar das Gesprächsangebot der Psychoonkologin an. Sie konnte mir einen Weg zeigen und hat mir geraten, meine Familie sofort in die Diagnose einzuweihen und niemanden zu schonen. Sie erzählte mir von ihrer eigenen Brustkrebserkrankung, die schon viele Jahre zurücklag. Die Heilungschancen hätten sich in den letzten Jahren gut nach oben geschraubt. Das machte mir Hoffnung.

Als ich auf dem Weg nach Hause war, rief ich meinen Mann an, der zu dieser Zeit in Hamburg arbeitete. Er machte sich sofort auf den Weg zu mir und gemeinsam sagten wir es am Abend unserem Sohn. Wir haben alle geweint, standen im Kreis, haben uns umarmt. Das war ein sehr schöner, inniger Moment. Ich wollte stark sein und kämpfen. Ja, zusammen würden wir alles schaffen. Plötzlich zählten nur noch die wichtigen Dinge im Leben und ab diesem Moment war meine Ehe wieder in der Spur.

Dann ging alles schnell. Mit der Einweisung ins Krankenhaus war mein altes Leben vorbei. Ich hatte einen Termin morgens um halb sieben bekommen. Die Station sah gar nicht aus wie eine Krankenstation, sondern eher wie eine Entbindungsstation. In der Frühstücksecke habe ich die Fragebögen ausgefüllt und gewartet. Nach den ersten Untersuchungen durfte ich mein Zimmer beziehen und dann begann der Automatismus: Ich musste ins MRT, zur Mammografie, die Lunge wurde geröntgt, ein Knochen-CT gemacht, das Aufklärungsgespräch bei der Anästhesistin und zum Schluss ein Ultraschall. An jeder Station traf ich die gleichen zwei Frauen, offensichtlich ebenfalls mit der Diagnose Brustkrebs. Man konnte ihnen die Angst ansehen. Niemand hat gesprochen, alle haben nur verschämt auf den Boden geschaut.

Am nächsten Tag fand die OP statt. Der Arzt stach mir ei-

»Ich wollte stark sein und kämpfen. Ja, zusammen würden wir alles schaffen. Plötzlich zählten nur noch die wichtigen Dinge im Leben.«

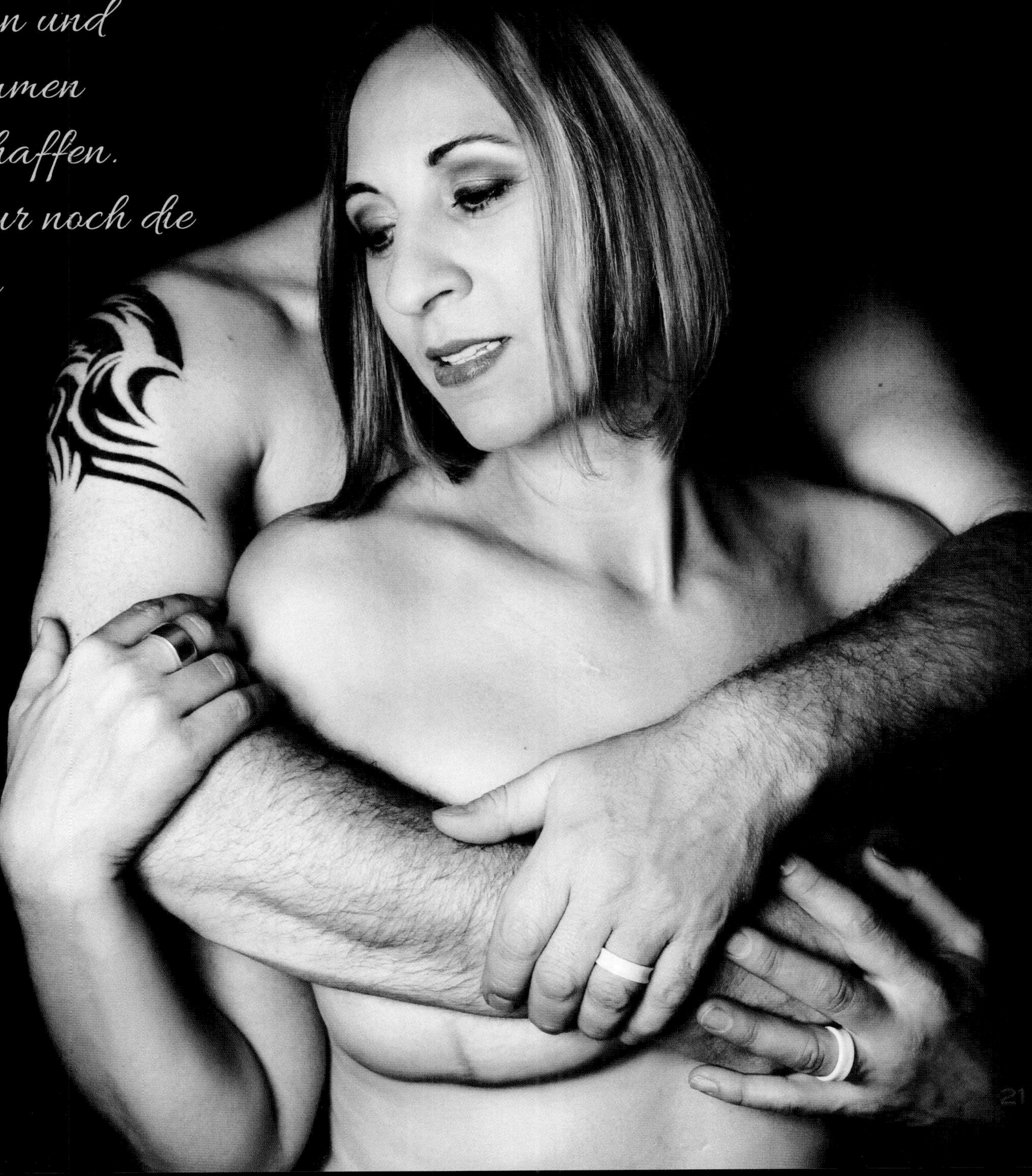

»Es macht mich glücklich, dass ich lebe!«

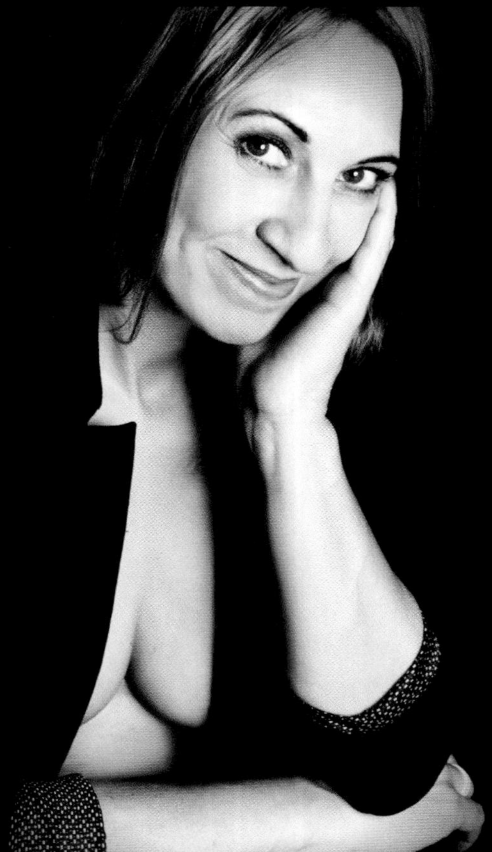

nen langen Draht in die Brust, um den Tumor zu markieren und so das Auffinden in dem dichten Gewebe zu erleichtern. Ich war in einem Tunnel, in Schockstarre, und spürte nicht mal die Schmerzen, die dieser Draht mit Sicherheit verursacht hatte.

Am Mittag erwachte ich in meinem Zimmer. Mein Mann hatte die ganze Zeit dort auf mich gewartet. Gegen Abend kam der Oberarzt und sagte uns, dass während der OP noch vier kleinere Tumore gefunden wurden. Es vergingen noch zwei bange Tage bis klar war, dass die entnommenen Lymphknoten und der Wächerlymphknoten nicht befallen waren. Ich war erleichtert und bereit zu kämpfen, obwohl ich wirklich große Schmerzen in der Brust hatte und mich kaum bewegen konnte.

Nach der Tumorkonferenz hat man mir gesagt, man wolle keine Chemotherapie machen. Eine Bestrahlung sollte ausreichend sein.

Die Strahlentherapie begann nach 3 Wochen. Sechs Wochen lang musste ich jeden Tag zur gleichen Uhrzeit in die Praxis, immer mit den gleichen Patienten. Ich hatte zu Beginn große Angst davor, dass meine Haut verbrennen und schmerzen würde, die Bilder meiner Schwester hatte ich noch gut im Kopf. Aber meine Haut verbrannte nicht und zum Schutz legte ich mir kleine Seidentücher zwischen Haut und Kompressions-BH.

Die Anschlussheilbehandlung fand in der Heliosklinik Schloss Schönhagen statt, das tat mir richtig gut. Ich habe viel Kraft geschöpft, führte Gespräche mit ebenfalls an Brustkrebs erkrankten Frauen, hatte gute Therapien und Zeit zum Ausruhen. Nach drei Wochen wurde ich als arbeitsfähig entlassen. Das war mein Ziel, ich wollte mir mein Leben zurückholen und nicht die krebskranke Frau sein, die erst einmal zu Hause bleiben muss. Da wir unseren Jahresurlaub schon vor meiner Diagnose gebucht hatten, flogen wir zusammen in den Urlaub. Danach ging ich wieder arbeiten, ohne Eingliederung, sondern gleich in Vollzeit. Mit mir in einem Büro sitzen auch heute noch drei Kolleginnen, aus denen Freundinnen geworden sind, und durch deren Unterstützung konnte ich immer wieder Pausen machen, wenn ich sie brauchte.

Jetzt geht es mir gut, ich fühle mich gesund und wohl in meiner Haut. Die 13 Kilo Gewicht habe ich nicht wieder zugenommen. Im Nachhinein kann ich sagen, dass die Diagnose Brustkrebs für mich vieles zum Positiven geändert hat. Ich liebe meinen neuen Körper und ich mag es, wie mein Mann mich anschaut, ich fühle mich begehrenswert.

Mein positives Körpergefühl kommt vor allem von den kleineren Brüsten. Ich mochte meine großen Brüste vorher nie, sie haben mir immer Probleme bereitet. Es ist eine schwere Last von mir gefallen. Im wahrsten Sinne des Wortes. Meine Brüste sind von Körbchengröße E auf B geschrumpft. Meine Schultern sind nicht mehr schwer, mein Rücken tut kaum noch weh. Ich kann mich körperbetont kleiden. Meine Oberteile müssen nicht mehr 3 Nummern größer sein, damit die Brust reinpasst. Ich fühle mich frei, ich spüre meine Brust nicht mehr bei jedem Schritt, nichts tut weh, ich kann Joggen gehen, Volleyball spielen. Die Menschen nehmen mich anders wahr, jetzt schaut man mir ins Gesicht, wenn man mit mir redet.

Ich hatte schon vorher über eine Brustverkleinerung nachgedacht, die Krankenkasse und der Gutachter stimmten jedoch keiner Operation zu. Am Ende habe ich sie doch bekommen, wenn auch über schlimme Umwege. Insgesamt zieren 84 cm Narben meinen Oberkörper, ich trage sie mit Stolz!

Während der Reha habe ich viele Kurse zur gesunden Ernährung bei Krebs besucht. Einiges davon habe ich für mich mitgenommen. Ich möchte meinem Körper helfen, weiterhin gesund zu bleiben. Ich habe Yoga für mich entdeckt, ich gehe Laufen, bin viel entspannter und gelassener geworden. Ich ärgere mich viel weniger über Dinge, die ich nicht ändern kann. Ich versuche negative Gedanken nicht zuzulassen und immer den Fokus auf das Positive zu lenken. Nichts geschieht ohne Grund.

Es macht mich glücklich, dass ich lebe! Ich habe eine liebevolle Familie, großartige Freunde, eine Arbeit, die mich erfüllt. Ich engagiere mich ehrenamtlich bei der Bürgerinitiative für Obdachlose und Bedürftige „Gelsenkirchen packt an – warm durch die Nacht", ich bin positiv eingestellt, freue mich auf jeden Tag.

Seit drei Jahren nehme ich mit meinen Freundinnen am Muddy-Angel-Run teil, einem Schlammlauf, um auf Brustkrebs aufmerksam zu machen. Aus Solidarität unter dem Motto: Wir machen das für Anja!

Ich kann gar nicht sagen wie stolz mich dieser Satz macht, es ist so schön, ohne die Diagnose hätte es dieses Erlebnis nie gegeben.

ANNEKATHRIN, 44 JAHRE

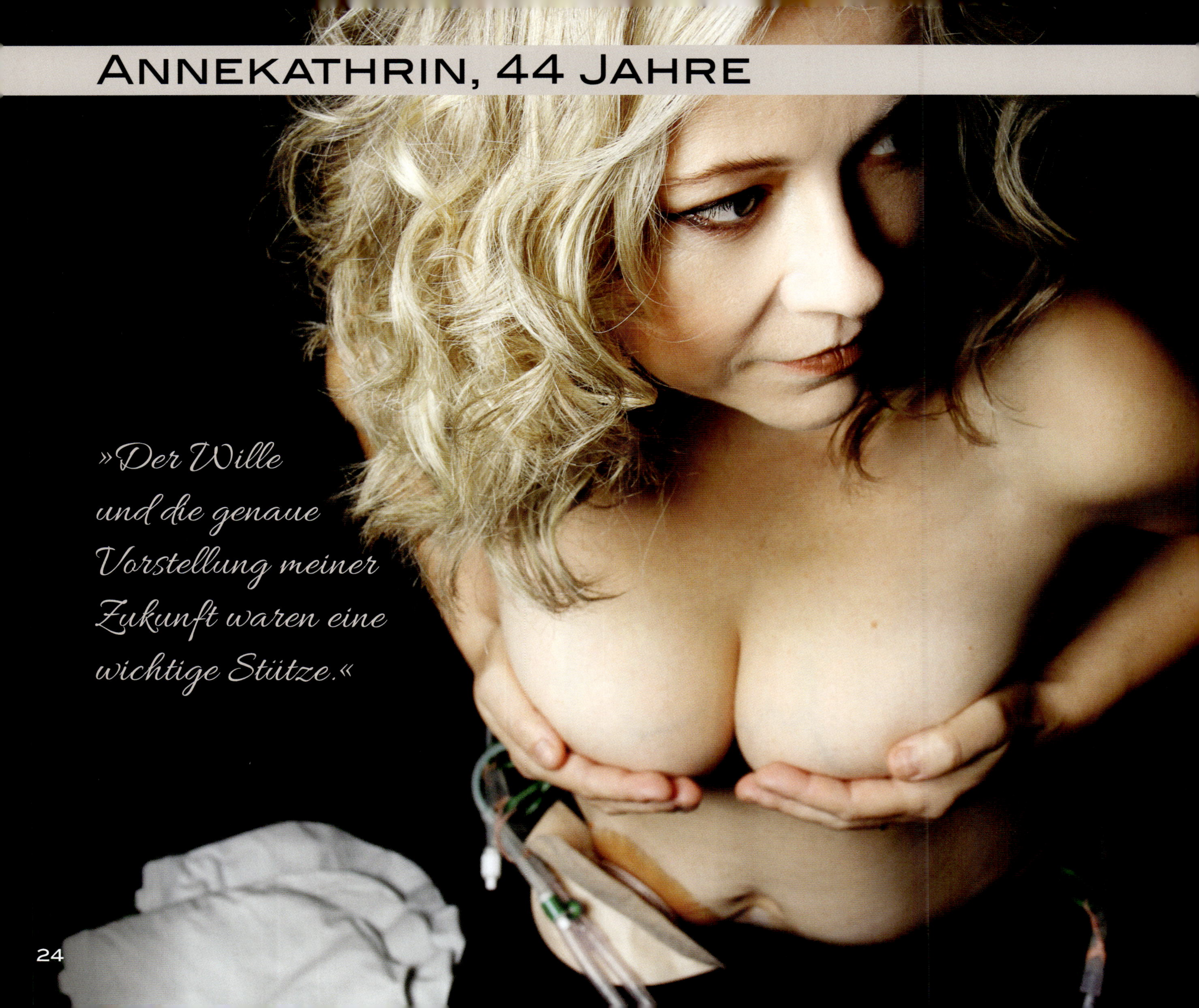

»Der Wille und die genaue Vorstellung meiner Zukunft waren eine wichtige Stütze.«

Im Frühsommer 2015 war ich 37 Jahre alt. Ich lebte mit meiner Familie, meinem Mann und unseren zwei Töchtern, 8 und 9 Jahre alt, auf einem Hof, in dem 4 Generationen der Familie meines Mannes zusammenkamen.

Das Muttersein erfüllte mich von Anfang an und ich war bemüht, die Zeit mit meinen Kindern festzuhalten und aufzusaugen. Ich unterstützte sie bei ihren Freizeitaktivitäten und Hobbys, war gleichzeitig Klassenlehrerin einer 6. Klasse, Musiklehrerin und Projektleiterin der „Musikalischen Grundschule". Ich wollte in Kürze mit meiner Schulleiterausbildung beginnen.

Mein Mann war zu dieser Zeit sehr mit sich beschäftigt und unzufrieden mit seinem Leben. Ob ich Zeit für mich hatte oder nicht, daran kann ich mich nicht erinnern. Ich spielte mit zwei anderen Musikern in einer Band und traf mich mit Freundinnen aus dem Ort.

Im Nachhinein betrachtet zerrte vieles an mir. Unsere Eltern wollten uns regelmäßig sehen, aber da alle geschieden und neu liiert waren, war es schwer allen gerecht zu werden.

Mein Körper sendete mir Signale, dass der Stresspegel zu hoch war, mir versagte zunehmend die Stimme und ich vereinbarte einen Termin bei einem Osteopathen. Osteopathen lösen mit ihren Händen Blockaden an Gelenken, Muskeln und Bindegewebe und aktivieren so die Selbstheilungskräfte des Körpers. Als der Arzt mich vor der Behandlung einmal von oben bis unten anschaute und mit seinen Händen ohne Berührung meinen Körper entlangfuhr, stoppte er in der Mitte und fragte mich was dort sei. Ich erwähnte meine Konisationen, aber er schüttelte den Kopf. Wie gern hätte ich gewusst was er erspürt hatte.

Wir konzentrierten uns auf meine Stimme und der Besuch in der Praxis geriet mit der Zeit in Vergessenheit.

Da mein Mann mit seinem Leben unglücklich und auf der Suche nach Neuorientierung war, sich aus dem Familienleben immer mehr zurückzog, bewältigte ich den Alltag allein. Der Tag bestand aus Terminen und Verpflichtungen. Nachdem mein Mann Herzbeschwerden bemerkt hatte, begab er sich in stationäre neurologische Behandlung, man fand glücklicherweise nichts. Als ich ihn im Krankenhaus besuchte, ertappte ich mich bei dem Gedanken, dass ich dort liegen müsste und nicht er.

Im Mai fuhr ich mit meiner jüngeren Tochter auf die traditionelle Chorfahrt. Zu der Zeit hatte ich bereits Probleme mit dem Stuhlgang, die ich mir nicht erklären konnte. An Pfingsten unternahmen wir unsere ebenfalls traditionelle Zeltreise an die Ostsee. Am Samstagabend, es war sehr kalt, verspürte ich einen stechenden Schmerz am Steißbein, schob es aber auf die Kälte und hielt es aus. Nachts verschwand der Schmerz und kam erst morgens wieder. Nach ein paar Tagen merkte ich, dass der Schmerz in Zusammenhang mit Essen und Trinken stand. Ein kleiner Schluck Wasser am Morgen genügte und der Schmerz war schlagartig wieder da. Ich aß weniger.

Anfang Juni hatte ich einen Termin bei meinem Frauenarzt, eine Mischung aus Vor- und Nachsorge, da ich bereits 2002 einen auffälligen Pap-Abstrich und nach den beiden Entbindungen Konisationen hatte. Der optische Befund war unauffällig, auf der Suche nach der Ursache der Schmerzen tastete der Arzt um die Gebärmutter herum und fand eine „raumfordernde, verhärtete Struktur". Ich erhielt eine Überweisung zum CT. Da dieser Termin erst in der zweiten Junihälfte stattfinden sollte, ging ich weiterhin arbeiten. Meine 6. Klasse stand kurz vor dem Ende ihrer Grundschulzeit, wir freuten uns auf das Abschiedsfest, alles war vorbereitet. Zum Sportfest an einem Mittwoch motivierte ich meine Klasse, machte

ANNEKATHRIN, 44 JAHRE

die Aufwärmung mit, musste meine Bewegungen dann aber wegen starker Rückenschmerzen einschränken. Da ich die Schmerzen nicht länger ertragen konnte, rief ich in der radiologischen Praxis an und bekam einen vorgezogenen Termin am Freitagvormittag. Ich ging danach nicht mehr arbeiten.

Mit dem Befund fuhr zu meiner gynäkologischen Praxis und hörte dort zusammen mit meinem Mann die Diagnose: bösartiges Zervixkarzinom. Der Tumor saß hinter der Gebärmutter und drückte den Darm inzwischen nahezu komplett ab.

Ich fühlte nichts.

Dann kam die Panik. Eine ungeheure Angst packte mich, ich sah meine eigene Beerdigung und fühlte den Schmerz, meine Kinder allein lassen zu müssen.

Ich informierte meinen Vater noch im Auto sitzend telefonisch, an den Rest kann ich mich nicht mehr erinnern.

Wie im Zeitraffer folgten Vorgespräch, die Untersuchung in der Klinik und eine kleine Operation, um zu schauen, ob eine große OP überhaupt sinnvoll wäre. Am 2. Juli 2015 folgte die große Operation. Die nächsten zwei Jahre verbrachte ich überwiegend im Bett, meistens im Krankenhaus.

Ein knappes Jahr nach der großen Operation begann die Chemotherapie. Wieder ein Jahr später erhielt ich den letzten von 3 Schläuchen zusätzlich zum Colostoma. Ich hatte inzwischen einen Darmverschluss überlebt und Lebermetastasen, die sich glücklicherweise als Trugbild herausstellten. Im Jahr 2018, zweieinhalb Jahre nach der Diagnose, war ich zum ersten Mal fähig, in die Zukunft zu schauen, vorher lebte ich von einer Diagnose und Komplikation zur nächsten.

Mein Mann hatte sich schnell nach meiner Erkrankung in eine Kollegin verliebt, bis vor kurzem war er auf meine Bitte hin weg, hat sich jedoch nie ganz gelöst.

Nach meiner Operation haben sich viele Komplikationen aufgetan, die am Ende eine fast komplette Verkürzung der Scheide nach sich zogen. Es war schnell klar, dass ich keinen Sex wie zuvor mehr werde haben können. Mir wurde allmählich auch bewusst, dass ich mit Schläuchen, die aus der Niere und dem Schambein kommen, generell ein schwieriger Kuschelpartner sein würde.

Den Schritt aus dem Krankenbett unter die Lebenden werde ich nie vergessen. Ich musste das Laufen wieder erfühlen und trainieren. Das Sitzen tat weh. Die zu diesem Zeitpunkt bereits mehrmals geöffnete Bauchnaht zerrte an mir. Das Aufrichten war eine sportliche Übung, die ich am liebsten vermieden hätte.

Ich überlebte die Chemotherapie. Über eine Palliativverordnung, die ich über eine auf Empfehlung gefundene ambulante Onkologin bekam, erhielt ich Wasser und Nahrung zu Hause über den Tropf. Ich wog 46 kg und meine Nierenleistung schwankte. Im Herz war Wasser, Infekte plagten mich, die Blutwerte spielten verrückt.

Dennoch schaffte ich es nur fünf Wochen nach Therapieende mit der Bahn zur Mutter-Kind-Kur in den Schwarzwald zu fahren. Ein Kraftakt, den meine Kinder mit den Worten „Das war die schönste Zeit in unserem Leben" belohnten.

Parallel drehte sich die Welt zu Hause weiter. Der Mann meiner Freundin erkrankte an Lymphdrüsenkrebs, der Freund und werdende Vater einer anderen Freundin starb unter ungeklärten Umständen. Ich nahm wieder Anteil am Leben meiner Familie und Freunde und stellte fest, das Leben ist hart, unfair, aber es geht weiter.

Der einwöchige Familienurlaub im Herbst mit meinen Kindern endete für mich im Krankenhaus. Das zweite Weihnachten seit der Diagnose kam, ich hatte kurz zuvor einen Darmverschluss überlebt. Im zweiten Jahr nach der Diagnose versagten zunehmend meine Nieren und es wurden die Nierenfistelkatheter zusätzlich zu den schon seit Beginn der Therapie liegenden Blasenkatheter gelegt. Ich war mit drei Urinbeuteln ausgestattet, was eine weitere große Einschränkung bedeutete. Mein begrenzter Radius zwang mich mein Zuhause als neuen, alleinigen und schönen Lebensmittelpunkt zu erkennen. Mein Mann war zu dieser Zeit mit seinem Auszug beschäftigt.

Statt eines Urlaubs mit den Kindern, der schwierig geworden wäre, weil ich stets eine Klinik mit Urologie in der Nähe brauchte, machte ich mit den Kindern viele kleine Ausflüge. Meine Eltern standen mir zur Seite, eine Haushaltshilfe kam vorbei und ich erhielt endlich einen Pflegegrad. Die Rente wurde rückwirkend bewilligt, ich begann mit regelmäßiger Lymphdrainage und fand eine Psychologin. Zum ersten Mal seit Beginn der Erkrankung erhielt ich Hilfe von außen, meine Eltern konnten durchatmen und mein Mann gehen.

Der Abend, als meine Kinder und ich die Wand im Wohnzimmer rot strichen, war ein ganz besonderer Meilenstein in meinem Leben. Wir fühlten den Beginn von etwas Neuem. Ab diesem Tag stand auf meiner Stirn folgendes: „Fürsorge" und „Fels in der Brandung". Ich musste lernen, für mich selbst Fürsorge zu tragen. Gutes Essen, positive Gedanken, schöne Momente, freundliche Menschen, Liebe, Ruhe und Frieden – das durfte und sollte in meinem Leben eine Rolle spielen. Die Probleme der anderen waren nicht meine und ich durfte das sagen und mich abgrenzen. Druck erzeugt Gegendruck. Diese Tatsache wollte ich nicht mehr zulassen. Was ich musste gab mir mein Körper vor, alles andere konnte ich machen, musste ich aber nicht.

Ich lernte, auf mich achtzugeben. Besonders half mir die Visualisierung zukünftiger schöner Momente, wie die Hochzeit meines jüngeren Bruders. Ich durchlebte sie in Gedanken und stellte mir vor, wie

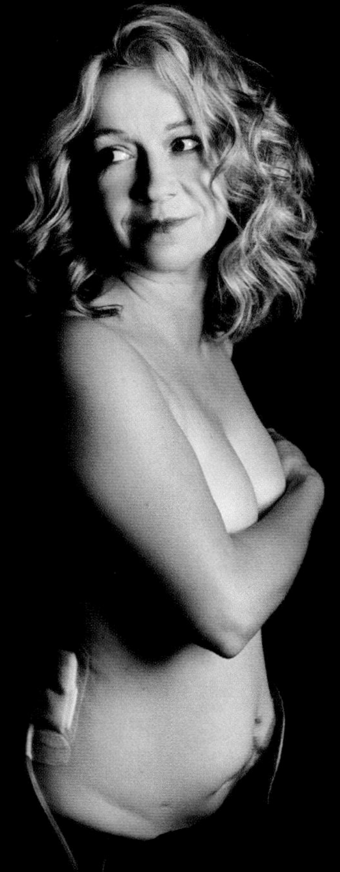

»Das gelang mir, indem ich ihnen Kraft und Mut zusprach, sie unterstütze, aber nicht stellvertretend für sie litt.«

»Das Fotoshooting hat mir gezeigt, dass es erlaubt und wichtig ist mich auch meinem äußeren Erscheinungsbild zu widmen [..] eine Seite [..], die ich verloren hatte.«

ich aussehen und sein würde. Ich bin überzeugt, dass mein Körper dadurch eine Richtung bekam, denn erstaunlicherweise funktionierte ich an solchen Tagen richtig gut, auch wenn ich manchmal schon einen Tag später wieder schwach war. Der Wille und die genaue Vorstellung meiner Zukunft waren eine wichtige Stütze.

Für meine Kinder wollte ich der Fels in der Brandung sein. Sie hatten Angst und litten unter Trennungsschmerz. Zu oft hatten sie erlebt, wie ich abgeholt wurde. Sobald bei ihnen ein Problem auftauchte, litt ich mit ihnen. Das war für keinen von uns hilfreich. Ich verstand, dass ich ihnen nur eine Stütze sein konnte, wenn ich ihre Probleme ohne meine eigenen Gefühle betrachtete. Ich stellte mir vor, wie diese beiden Seelen um mich, den Felsen, herum schwappten und wenn es stürmisch wurde, gegen mich prallten. Wollte ich weiter für sie da sein, musste ich ruhig bleiben, ihnen zuhören und eine Schulter zum Anlehnen bieten. Das gelang mir, indem ich ihnen Kraft und Mut zusprach, sie unterstütze, aber nicht stellvertretend für sie litt.

So änderte ich mein Leben Schritt für Schritt und versuchte, die vielen Sorgen und Ängste der letzten Jahre abzuschütteln und den Blick auf das zu lenken, was mir guttat. Ich lernte Dankbarkeit und voller Demut für all das Schöne zu sein, das mich umgab.

Der Abschied von meinem Beruf kostete mich von Beginn an viel Kraft. Noch heute plane ich im Kopf den Unterricht.

Die Oboe, das Hauptfach meines Studiums, kann ich nicht mehr spielen, da die Bauchdecke dem Druck nicht standhalten würde. Die ersten Schritte in Richtung Musik machte ich mit Singen, Klavier und Gitarre spielen. All das ist kein Ersatz für die Oboe. Erst als meine Tochter anfing und wieder aufhörte Querflöte zu spielen, übernahm ich ihren Unterricht und fand so einen Weg zurück zur Musik.

Mein heutiger Alltag ist geprägt vom täglichen Befinden und regelmäßigen Terminen, Physiotherapie, Psychologin, urologischer Ambulanz. Der Pflegedienst kommt täglich morgens, um mir die Verbände auf dem Rücken zu wechseln. Meine Kinder geben mir einen Rhythmus. Ich genieße es, sie wachsen und reifen zu sehen. Ich weiß zu schätzen, dass ich nicht arbeiten gehen muss, um unseren Lebensunterhalt zu verdienen. Ich mache meistens, worauf ich Lust habe. Das ist mein Ausgleich zu den Tagen und Stunden, die mir noch immer viel Kraft und Mut abverlangen.

Das Thema Krebs ist immer präsent, weil auch Freunde betroffen sind, ich in Selbsthilfegruppen bin und in unserer Gesellschaft so viele Menschen daran erkranken, dass es zunehmend dazugehört. Dennoch nehme ich nur auf, was ich mental verkraften kann.

Es ist nicht viel vom „alten" Leben geblieben. Aber eine Sache zum Glück doch: meine Wegbegleiter. Meine Eltern und mein Mann sind an meiner Seite. Mein Mann in veränderter Rolle, aber er ist wieder da und wir schauen in die gleiche Richtung. Meine Eltern waren meine Lebensretter. Meine Mutter hat meinen Weg nicht nur begleitet, sondern ist ihn mitgegangen. Besonders wertvoll waren auch meine Freundinnen, die sich vernetzt haben, um so meine Kinder zu unterstützen, wenn ich nicht zu Hause war, Besuche im Krankenhaus abgestimmt haben, Essen gekocht und gebracht und bei mir zuhause vorbeigeschaut haben. Sie holten mich aus so manchem Loch, in das ich mich zurückgezogen hatte. Dieses Netzwerk war mein Sicherheitsnetz. Es fing mich auf, als ich mich neu orientieren musste, spannte sich, wenn ich durchhing und warf mich nach oben, wenn ich drohte, hindurchzurutschen.

Ich möchte weiterhin leben. Aber ich weiß, dass ich gehen kann, wenn der Körper zu schwach ist. So habe ich es in kritischen Situationen erlebt. Man lässt los. Ich habe zweimal losgelassen und bin doch wieder aufgewacht. Ich bin bereit zu kämpfen, kenne aber meine Grenzen.

In meinem Fall bedeutet Krebs den Verlust des gesunden Körpers, der Sexualität, des Partners, Berufs, Hobbys, des Lebensplanes.

Und doch bin ich voller Dankbarkeit ein Leben im Jetzt zu führen, im Fokus, im Reduzieren auf das Wesentliche, Intensivierung von Gefühlen im Augenblick, aufrichtige Anteilnahme und Freundschaft. Ich bin mental wesentlich stärker, schaue in die Zukunft, bin mit mir selbst glücklicher und zufrieden. Ich übe mich in Selbstfürsorge und lenke meinen Fokus auf all die wunderschönen Dinge in meinem Leben.

Das Fotoshooting hat mir gezeigt, dass es erlaubt und wichtig ist mich auch meinem äußeren Erscheinungsbild zu widmen. Es hat mir eine Seite gezeigt, die ich verloren hatte. Ich habe mit mir unbekannten Frauen über mich gesprochen und meinen Körper gezeigt. Ich habe meine Komfortzone verlassen, mich hinaus getraut. Ich habe mich etwas getraut und es ist gut geworden, das ist ein großartiges Gefühl!

Ich saß auf dem Sofa und erholte mich von einem arbeitsreichen Tag, als ich einen Knoten in meiner linken Achselhöhle ertastete. Er war druckempfindlich und ungefähr so groß wie ein kleines Ei. Da ich mich gesund fühlte, aber von Beruf Krankenschwester bin, hoffte ich es wäre nichts Schlimmes, dachte im Grunde aber an eine Entzündung oder einen Tumor. Um sicherzugehen, vereinbarte ich einen Termin in einer Frauenarztpraxis.

Mein Leben war bis zu diesem Moment so wie das vieler anderer Menschen. Ich ging an guten Tagen gerne arbeiten, war eine fröhlich zugewandte Krankenschwester. An stressigen Tagen wünschte ich mir oft einen anderen Job, weniger Verantwortung, bessere Arbeitszeiten und mehr Geld. Ich hatte eine Tochter, die kurz zuvor ausgezogen war, um zu studieren. Es war schwer für mich sie gehen zu lassen, aber wichtig für sie, um selbstständig und unabhängig zu werden.

Mein Mann und ich führten eine liebevolle Partnerschaft und teilten das schöne Hobby Oldtimer Camping. Wir waren viel mit unserem Bedford CA Dormobile Campervan von 1958, Dorie, unterwegs, liebten Oldtimer Treffen und genossen die Zeit auf Campingplätzen als Ausgleich vom Beruf.

Die Frauenärztin konnte beim Abtasten und Ultraschall keine Auffälligkeiten erkennen, schickte mich aber wegen des geschwollenen Lymphknotens zur Mammografie. Dort wurde ich nach der Untersuchung in den Ultraschallraum gelegt und wartete auf einen jungen, dynamischen Arzt. Er sagte: „Sie können sich sicher denken, dass wir ein Brustkarzinom gefunden haben!“ Wie ein stolzer Junge sprach er mit mir. Ich fühlte mich überrannt, war nicht mehr in der Lage zu denken. Als er mir anbot mich direkt zu punktieren, damit auch die Pathologie den Befund bestätigen könnte, ließ ich alles mit mir machen, außerstande, eigene Gedanken zuzulassen.

Noch am Abend stand ich unter Schock und berichtete meinem Mann von der Diagnose. Er reagierte ruhig und versicherte mir, dass ich nicht sterben würde. Gemeinsam würden wir diese Zeit überstehen. Später habe ich herausgefunden, dass er nachts im Internet recherchierte und sehr wohl Angst hatte, mich zu verlieren.

Ich bekam eine präoperative Chemotherapie und Antikörper mit dem Ziel, den Tumor schon vor der OP zu verkleinern.

Während der Chemotherapie gab es ab der 13. Dosis große Probleme. Ich konnte 12 Wochen lang nur eine Suppe am Tag essen und Wasser trinken. Täglich belasteten mich Bauch- und Magenschmerzen, Durchfälle, Allergien der Haut und offene Wunden. Ich habe 14 Kilo abgenommen, konnte aus der Hocke nicht mehr allein aufstehen und bin, wenn niemand zu Hause war, aus dem Bett gekrabbelt, bis ich mich irgendwo hochziehen konnte. Ich lag viel im Bett, konnte nicht laufen, kochen oder einkaufen. Meine Familie unterstützte mich nach Kräften, es gab aber auch Konflikte, vor allem in Bezug auf das, was ich brauchte und wollte. In den Gesprächen mit meiner Psychoonkologin lernte ich deutlicher zu kommunizieren, was für mich selbst gerade das Beste war.

Ich lernte auch Dinge zu hinterfragen. Während der Therapie wechselte ich meinen Onkologen, weil er nicht empathisch war und meine Nebenwirkungen nicht ernst nahm. Der Satz: „Sie können nicht jede Woche mit einem neuen Problem kommen!“, hat mich unendlich traurig, fassungslos

ANNELIE, 51 JAHRE

»Langsam begann ich meine eigene Verletzlichkeit und Sterblichkeit zu begreifen.«

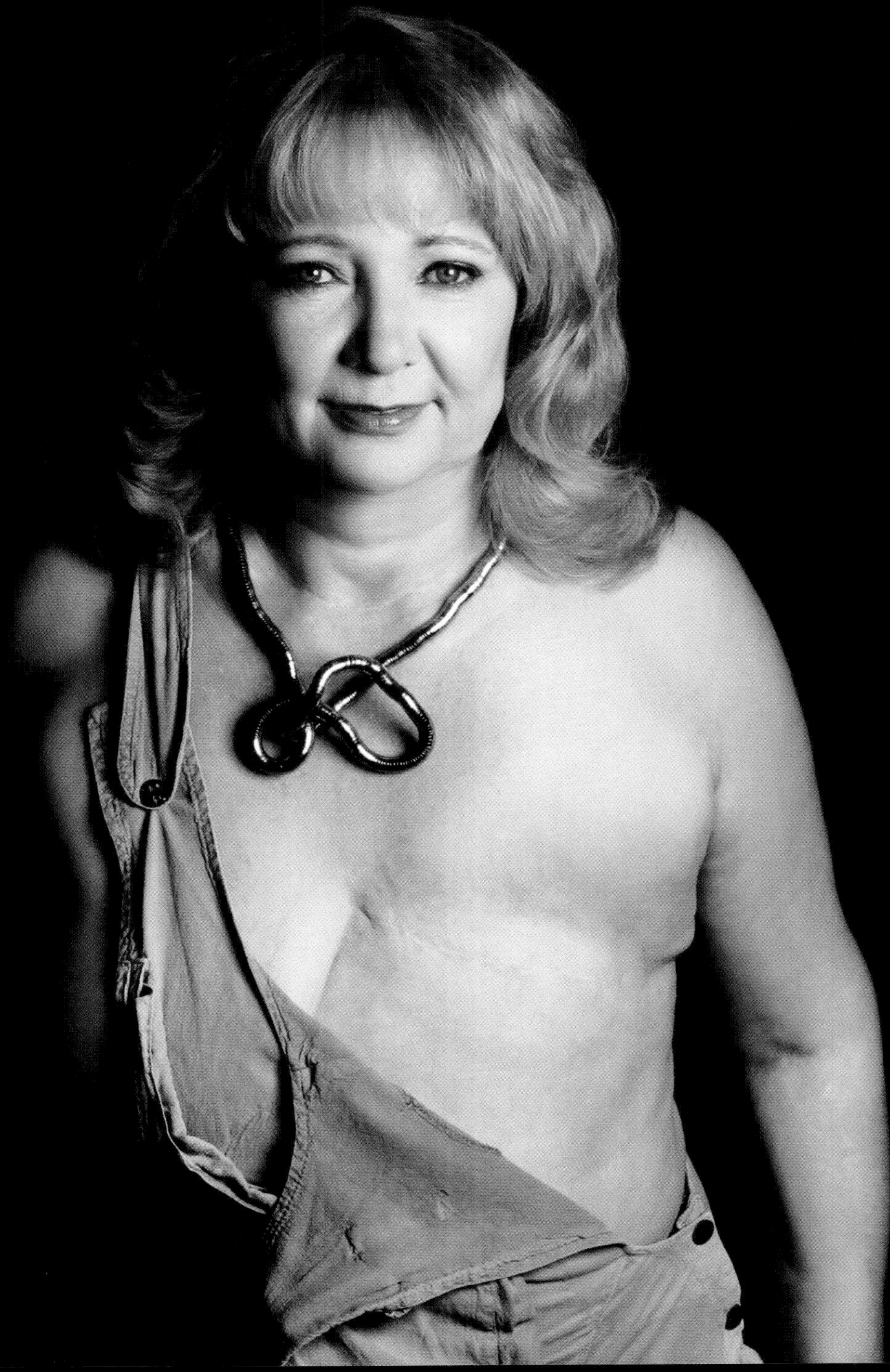

ANNELIE, 51 JAHRE

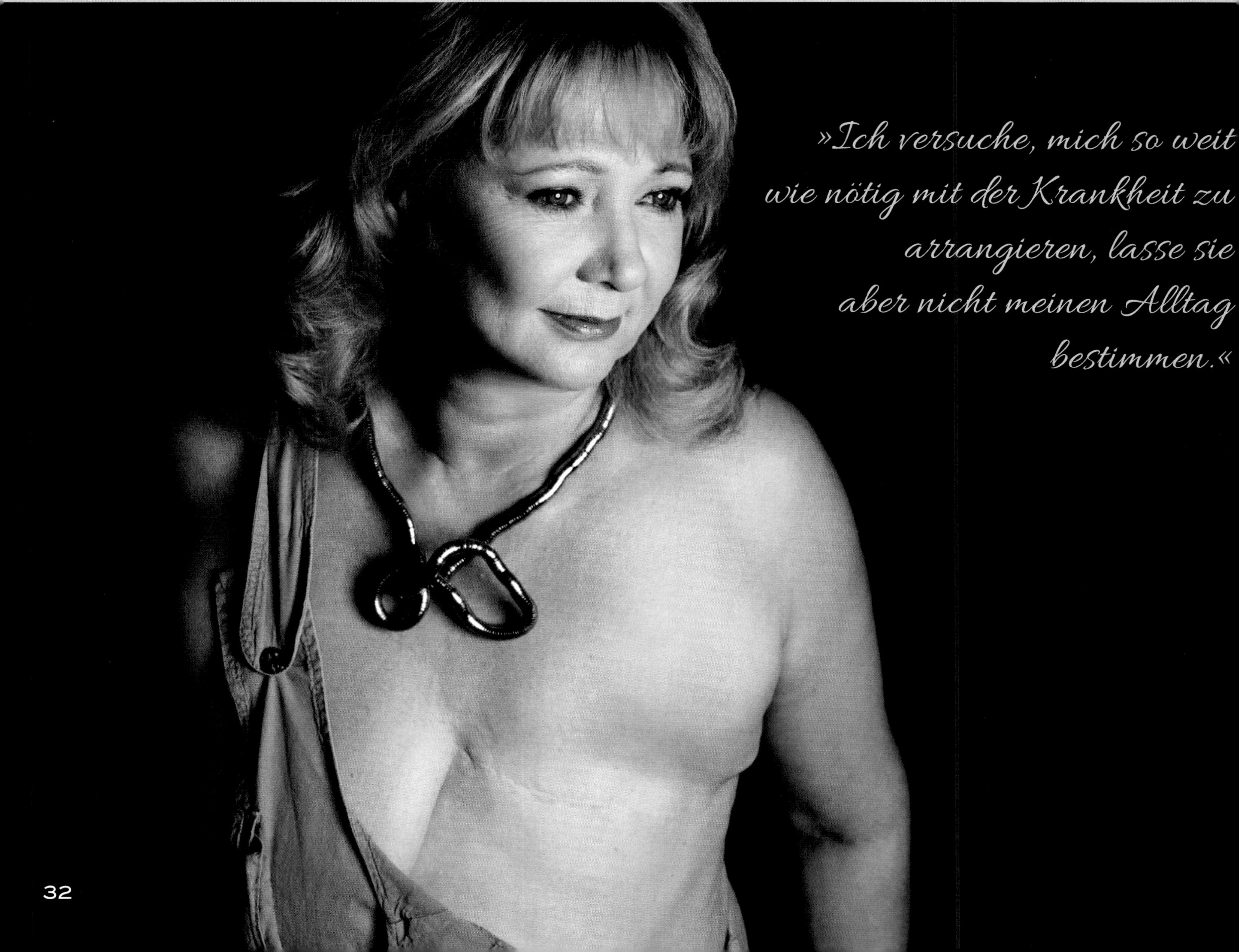

»Ich versuche, mich so weit wie nötig mit der Krankheit zu arrangieren, lasse sie aber nicht meinen Alltag bestimmen.«

und später wütend gemacht. Ich lernte achtsam zu sein bei Ärzten, die nur die Vorteile der zu verabreichenden Medikamente aufzählen, aber wenig über die Nebenwirkungen aufklären. Informationen zu Sport, Psychoonkologie, Sozialberatung, und der abschließenden Anschlussheilbehandlung hätte ich mir von meinem Onkologen gewünscht. Stattdessen sollte ich Nebenwirkungen wie Schwindel, Übelkeit, starker Blutdruckabfall, Schweißausbrüche, Schüttelfrost, Hautallergien und Verdauungsstörungen aushalten und dankbar sein, dass ich eine der teuersten Behandlungen bekam.

Die Summe aller Nebenwirkungen und die ständige Erhöhung des Cortisons führten letztlich dazu, dass ich mit dem Notarzt ins Krankenhaus gebracht wurde und dort zwei Tage auf der Wachstation, völlig hilflos und in Windeln, als Pflegefall ausgeliefert war. Ich war mir sicher an den Nebenwirkungen und nicht am Krebs zu sterben.

Im Krankenhaus wurden alle Medikamente abgesetzt und mein Körper mit Flüssigkeit aufgefüllt. Ich wechselte den Onkologen, die Therapie wurde angepasst und meine Probleme ernst genommen. Es ging mir wieder besser.

Ich hatte lange überlegt, wo ich die Operation durchführen lassen wollte, mit Menschen gesprochen, im Internet recherchiert und mich letztendlich dafür entschieden den Eingriff in der Klinik durchführen zu lassen, in der ich seit Jahren angestellt bin. Es folgte eine brusterhaltende Operation mit gleichzeitiger Anhebung der Brust.

Mein Weg ist noch nicht zu Ende und ich fühle mich entstellt mit einer neuen Brust und einer, die der Schwerkraft nach unten folgt und größer ist. Natürlich bin ich froh, dass das Karzinom entfernt wurde, aber ich möchte auch sagen dürfen, dass das nicht alles ist. Ich mag Brüste und ich möchte gerne wieder in den Spiegel sehen können und mich wohl und weiblich fühlen. Ich möchte mich nicht rechtfertigen müssen, weil ich mich in dem derzeitigen Zustand unwohl fühle.

Ich bin jetzt krebsfrei und das ist eine enorme Erleichterung für mich. Die Therapie dauert noch an, ich bekomme 6 Wochen lang an jeweils fünf Tagen Bestrahlung. Die Angleichung der gesunden Brust erfolgt sechs Monate nach Therapieende.

Meine Erkenntnis aus den letzten Monaten ist, dass ich den Krebs nur mit vereinten Kräften besiegen konnte, mit Menschen, die ich liebe und die mich lieben. Ich musste Geduld lernen. Zulassen, dass der Krebs seine Zeit braucht, um wieder zu verschwinden. Die Krankheit lässt sich nicht überholen und es wird eine Zeit dauern, bis ich meinem Körper wieder vertrauen kann. Und doch liebe ich das Leben, habe Spaß daran und freue mich auf die nächste Campingsaison gemeinsam mit meinem Mann und unserer Dorie.

Brigitte, 61 Jahre

Eines Tages, ich war 52 Jahre alt, schmerzte meine Brust. Sie war rot und entzündet. Bei einem Kontrolltermin wurde festgestellt, dass sich ein Geschwür auf einer Milchdrüse gebildet hatte. Eine Biopsie und weitere Untersuchungen zeigten, dass es sich um einen hormonabhängigen Brustkrebs handelte. Ich steckte diese Diagnose schnell weg, nur einmal, im Büro der Oberärztin, kamen mir die Tränen. Es war eine unwirkliche Zeit, ich fühlte mich gesund und die Ärzte sagten mir ich wäre krank. Dieses Gefühl hat sich während der gesamten Zeit nicht geändert.

Ich ließ die Behandlung über mich ergehen, empfand die Nebenwirkungen der Therapie wie eine Grippe, und ging danach wieder ins Büro. Zu dieser Zeit war ich sehr ehrgeizig und wollte unbedingt in meiner Karriere wachsen. Mein Leben gefiel mir und ich wollte mich nicht ändern. Während der ganzen Zeit arbeitete ich voll und machte mit meiner Perücke auch Kundenbesuche.

Die einzigen merkbaren Auswirkungen waren Müdigkeit, doch das wollte ich nicht wahrhaben und versuchte es zu ignorieren. Ich vermied, über meine Erkrankung zu sprechen, das Wort „Krebs" kam mir nicht über die Lippen.

Nach ein paar Jahren bemerkte ich stärker werdende Schmerzen im Bein. Ich ließ mich untersuchen und bekam mit 57 Jahren die Diagnose Knochenmetastasen. Die Schmerzen im Bein waren Nervenschmerzen, ausgelöst von einem Tumor am Beckenknochen. Die Behandlung war eine Strahlentherapie, die meine Schmerzen über Wochen verschwinden ließ.

Ich fühlte mich während dieser Behandlung anders, die Schmerzen hatten mich mürbe gemacht, ich war erschöpft. Langsam begann ich meine eigene Verletzlichkeit und Sterblichkeit zu begreifen.

Mein Beruf war stressig und ich begann darüber nachzudenken, ob ich weiterhin so leben wollte. Der Gedanke mein soziales Leben weiterhin für eine Karriere zu vernachlässigen, begann mich mehr und mehr zu stören. Ich hatte das Gefühl nichts mehr aufschieben zu wollen und zu können.

In den Jahren 2018 und 2019 hat sich diese Einstellung verfestigt. Mein Job wurde immer stressiger und ich bekam nicht den Rückhalt meiner Arbeitgeber, den ich in dieser Situation gebraucht hätte, so dass ich mich entschied, mein Leben komplett zu ändern. Ich kündigte meine Arbeit und beendete so meine Karriere, beantrag-

»Ich bin froh mein Leben in den letzten Jahren völlig geändert zu haben. Von der Karrierefrau bin ich zur Pensionistin geworden, aus eigenem Antrieb.«

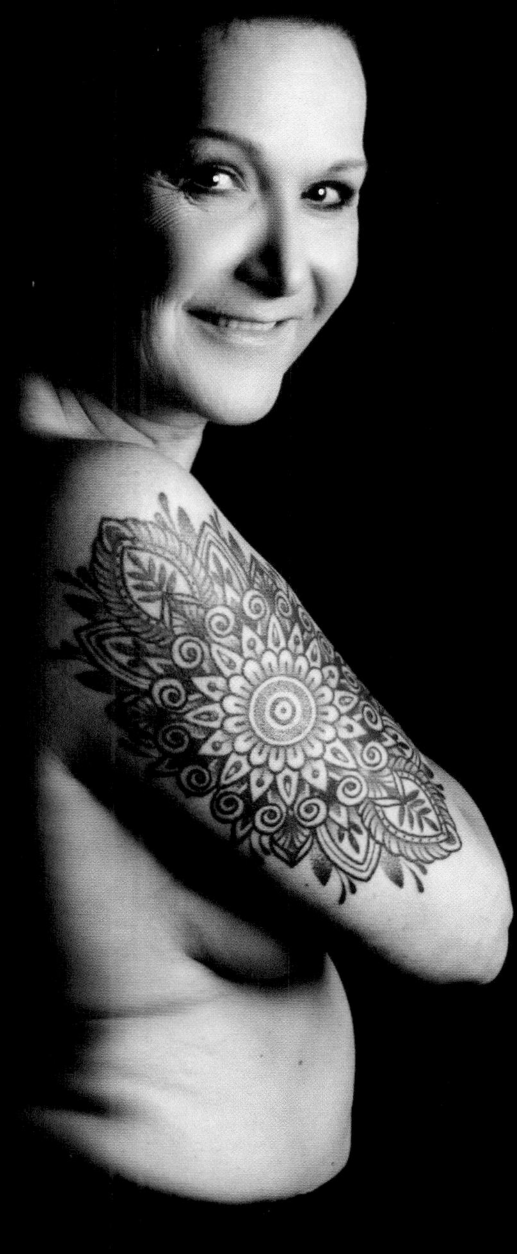

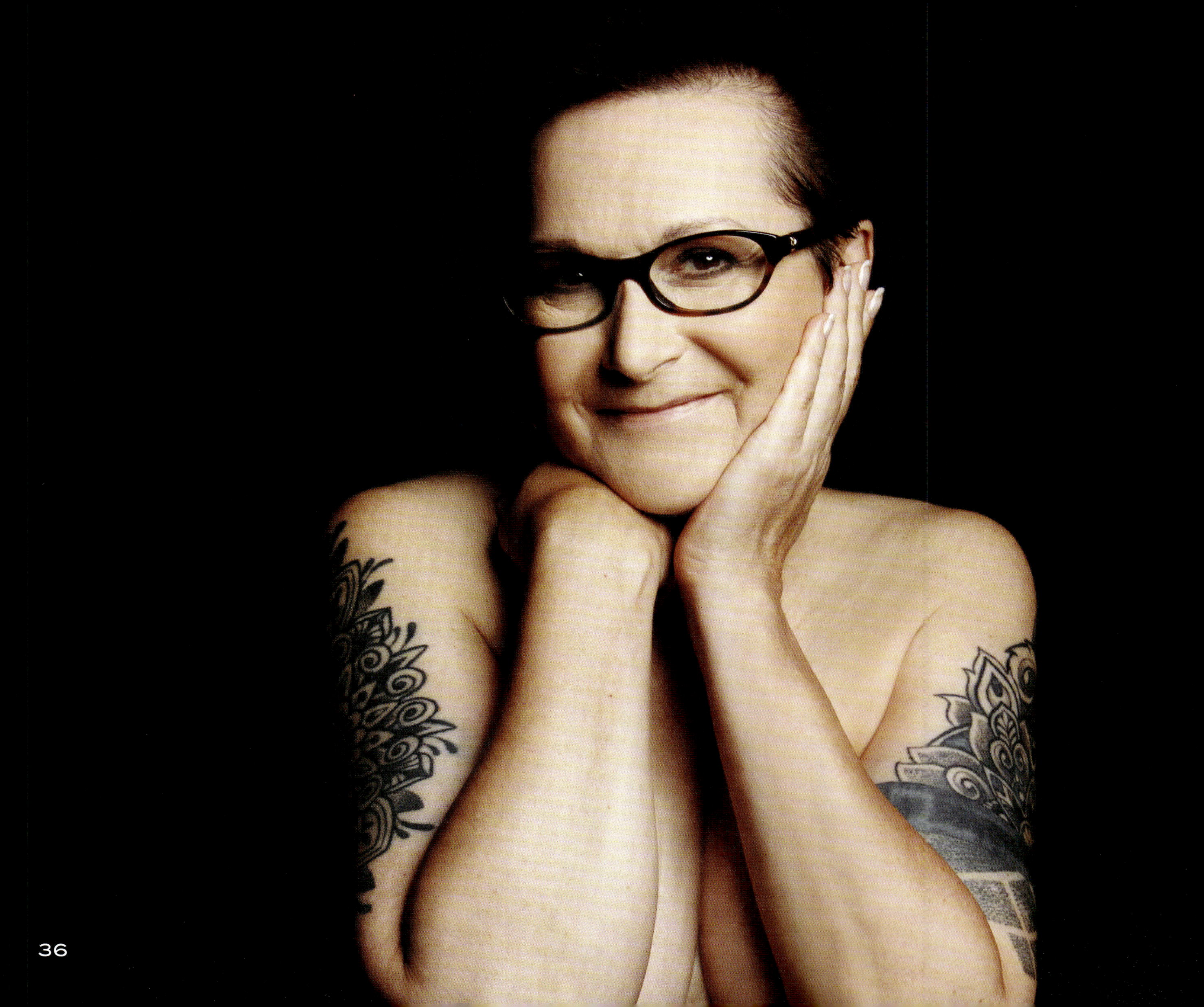

te Erwerbsminderungsrente und begann ehrenamtlich in verschiedenen Organisationen zu arbeiten. Ich suchte das aus, was zu mir passte und mich erfüllte, tat so viel und so wenig, wie es sich für mich richtig anfühlte. Ich begann meine Freundschaften intensiver zu pflegen und konzentrierte mich auf die Dinge, die mir wichtig waren.

Ich lernte offen über die Diagnose zu sprechen, auch wenn ich es nicht oft tat, um dem Thema Krebs keinen großen Raum zu geben.

Nachdem ich die Chemotherapie und die Bestrahlungen hinter mir hatte, wurde ich auf eine antihormonelle Dauertherapie eingestellt. Seit 4 Jahren ist diese Therapie erfolgreich, was alle Untersuchungen zeigen. Die Nebenwirkungen sind Müdigkeit. Oft fühle ich mich, als würden meine Batterien so leer sein, dass sie rot blinken. Weitere Beschwerden habe ich glücklicherweise kaum. Ich wurde brusterhaltend operiert und habe nur wenig sichtbare Narben auf meinem Körper, so dass sich meine Einstellung gegenüber meinem äußeren Erscheinungsbild kaum geändert hat. Auch fühle ich mich weiterhin weiblich.

Ich bin froh mein Leben in den letzten Jahren völlig geändert zu haben. Von der Karrierefrau bin ich zur Pensionistin geworden, aus eigenem Antrieb. Der Krebs hat mir den Weg bereitet, nicht auf Jobsuche zu gehen, sondern mich aus dem Arbeitsleben zurückzuziehen. Dieser Prozess war mein persönliches Wachstum, ich habe alle Entscheidungen allein getroffen. Heute genieße ich es Freizeit zu haben, mich endlich auf mich selbst, meine Bedürfnisse, meine Hobbys und Interessen konzentrieren zu können. Ich liebe das Reisen, habe mir ehrenamtliche Tätigkeiten gesucht, die mir am Herzen liegen, unterstütze Greenpeace mit der Planung und Umsetzungen von Aktionen, bin Lesepatin in Grundschulen und Mentorin für Azubis.

Ich versuche, mich so weit wie nötig mit der Krankheit zu arrangieren, lasse sie aber nicht meinen Alltag bestimmen.

Natürlich pflege ich auch meine Gesundheit und versuche täglich gesund zu leben, mit natürlicher Ernährung, ausreichend Schlaf und genügend Bewegung. Ich vermeide es, Dinge aufzuschieben und alles zeitnah zu machen, was mir wichtig ist. Immer wieder sehe ich, dass Betroffene fragen, ob sie beispielsweise eine Reise in ein paar Monaten noch machen werden können. Hier denke ich mir, mit oder ohne Krankheit kann man so etwas nicht vorhersagen. Weshalb sollte ich aus Angst diese Dinge nicht tun?

Ich war 47 Jahre alt, als ich im April 2019 einen Knoten in meiner Brust ertastet habe. Mein erster Gedanke war es abzuwarten, vielleicht würde er von allein verschwinden. Als die Stimme in meinem Kopf immer lauter wurde und sagte, ich solle einen Arzt aufsuchen, vereinbarte ich für Mai einen Termin bei meiner Frauenärztin. Sie untersuchte mich und machte einen Ultraschall. Dabei schüttelte sie immer wieder den Kopf und sah mich bedauernd an. Ich fühlte mich, als wäre ich von einem LKW überfahren worden.

Wir vereinbarten einen Termin für die Mammografie und eine Biopsie, ich war drei Tage krankgeschrieben.

Seit zwei Jahren arbeitete ich bei einem Bäcker, mein absoluter Traumjob. Ich hatte großartige Kollegen, die zu Freunden wurden, einen sympathischen Chef und guten Lohn. Ich ging unglaublich gerne arbeiten.

Mein Privatleben war schön, denke ich. Ich habe in meiner Freizeit Freunde getroffen und ging oft ins Kino. Ich war verheiratet, die Ehe war jedoch schwierig. Ich merkte das nicht so sehr, da wir beide arbeiten gingen. Im Nachhinein denke ich jedoch, dass ich meine Eigenständigkeit verloren habe, da ich immer bemüht war, mich um meinen Mann zu kümmern und ihm alles recht zu machen. Ich habe viele Dinge getan, um ihn glücklich zu machen, leider kam von ihm nicht viel zurück und ich wurde oft enttäuscht. Mir fehlte die Kraft mich zu wehren und für mich einzustehen, so dass ich mich mehr und mehr verloren habe.

Die drei Tage, in denen ich nach dem ersten Arzttermin krankgeschrieben war, waren eine Tortur. Ich hoffte ich würde aufwachen und alles wäre nur ein böser Traum. Drei Tage voller Tränen und Ängste, ich war geistig völlig abwesend und emotional am Boden. Ich ging bis zum Tag der Biopsie, zwei Wochen nach dem Termin bei meiner Frauenärztin, weiterhin arbeiten, dann wurde der Krebs bestätigt. Bösartig, aggressiv und schnellwachsend.

Meine Welt brach zusammen, als das Thema Chemotherapie aufkam. Ich wurde von Arzt zu Arzt geschickt, tausende Untersuchungen. Ich ließ alles über mich ergehen, war außerstande, eigene Entscheidungen zu treffen, ich wusste nur, dass ich leben wollte. Wie in einem Hamsterrad fühlte ich mich traurig, wütend, Tag und Nacht.

Ich ließ meine Haare abrasieren, als sie begannen auszufallen. Das war schlimm für mich. Ich fühlte meine Weiblichkeit nicht mehr, hatte eine hässliche Glatze, schämte mich. Keine Haare, keine Wimpern, Augenbrauen, dickes Kortisongesicht und Augenränder. Ich sah unendlich krank aus und spürte die Blicke der anderen Menschen auf mir, lief mit gesenktem Kopf durch die Straßen und hoffte, dass ich niemanden treffen würde. Ich begann Beanies zu tragen, da ich mich mit der Perücke noch fremder fühlte.

Meine Freunde und Familie waren geschockt, mein Mann konnte mit der Situation nicht umgehen und zog sich zurück.

Nach sechs Wochen Krankheit fiel mein Lohn weg und ich

DANIELA, 49 JAHRE

»Ich habe keine Zeit für Energieräuber.«

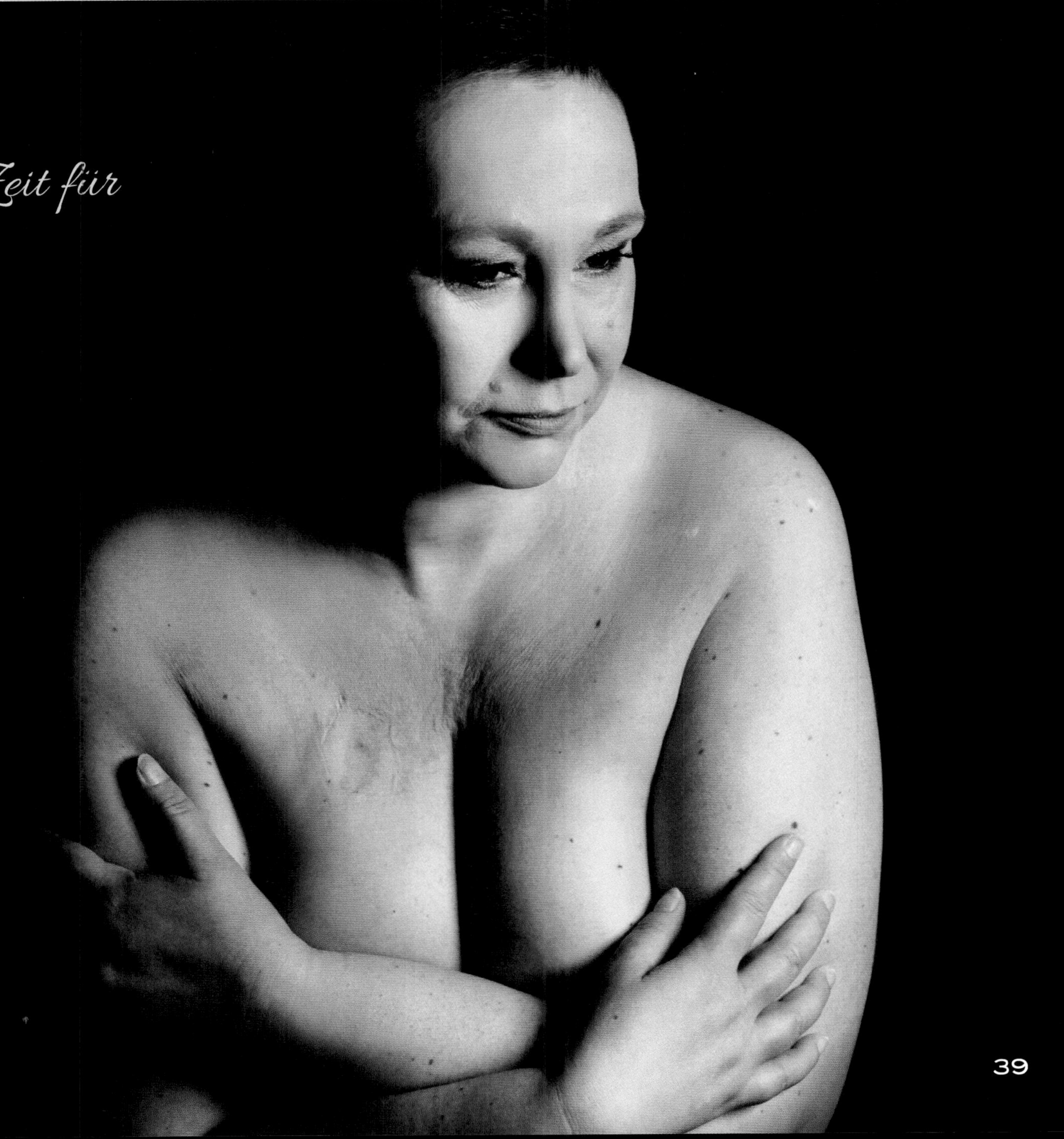

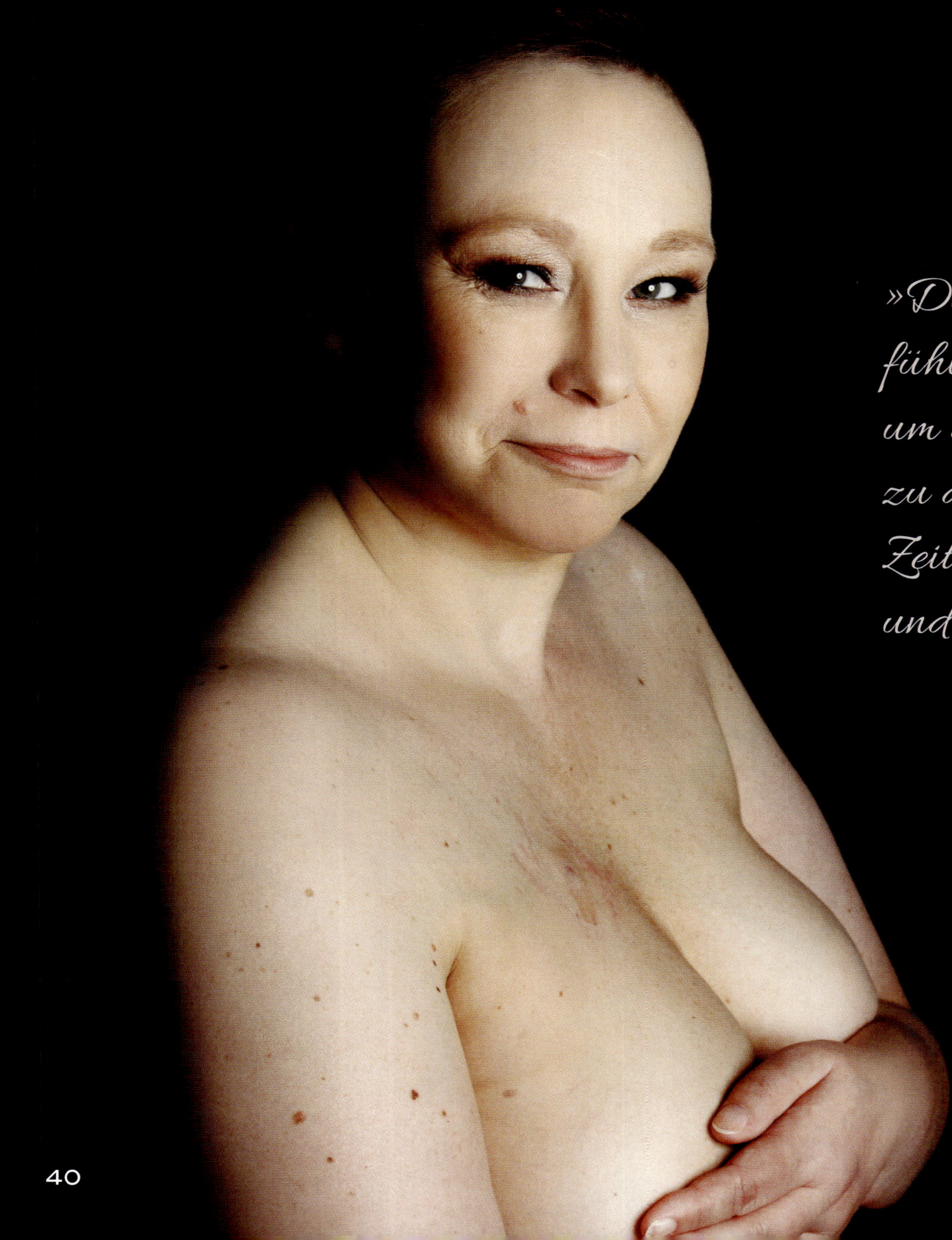

»Durch die Krankheit fühle ich eine Stärke in mir, um aufzustehen und an mich zu denken. Ich möchte keine Zeit mehr verschwenden und egoistisch sein.«

DANIELA, 49 JAHRE

bekam Krankengeld. Es war viel weniger und die Ausgaben stiegen. Für Chemotherapie, Medikamente und Krankenhaus musste ich viel dazu zahlen.

Nach 16 Chemos, zwei Operationen, 35x Bestrahlung und Antihormontherapie war ich im November 2020 mit der Behandlung fertig. Auch körperlich und seelisch fertig.

Viele Menschen in meinem Umfeld sahen, dass der Tumor wegoperiert war und ich nun wieder funktionieren müsse, aber ich war nicht gesund. Ich hatte starke Nebenwirkungen. Früher war ich fit und leistungsfähig, nach der Therapie schaffte ich es nicht, die Betten zu beziehen. Ich hatte unbändige Existenzängste. Ich fühlte mich allein.

Im Februar 2021 konnte ich endlich zur Abschlussheilbehandlung nach Ahrenshoop fahren. Ich war lange nicht mehr so glücklich. Endlich gab es Menschen, die sich um mich kümmerten. Alles wurde organisiert, ich wurde verwöhnt, mein Körper konnte sich erholen, ich hatte keinen Haushalt, um den ich mich kümmern musste, keine Probleme. Ich lernte Frauen kennen, die ein ähnliches Schicksal wie ich hatten, wir wurden zu Freundinnen. Gemeinsam verstanden wir, was jede von uns durchgemacht hatte und trotzdem sprachen wir auch über viele andere Themen. In der Reha lernte ich wieder regelmäßig zu essen und Sport zu treiben.

Vier Wochen nach der Reha, die für mich einen Abschluss darstellte, wurde bei einer Darmspiegelung ein Polyp operativ entnommen, der sich als Tumor herausstellte. Glücklicherweise wurden alle Krebszellen entfernt, aber ich fühlte mich seelisch um Monate zurückgeworfen. Diese Einschläge sagten mir, dass ich mein Leben ändern müsse. Unbedingt und unverzüglich.

Ich kündigte meinen geliebten Job, beantragte Erwerbsminderungsrente und trennte mich von meinem Mann.

In dem Moment, in dem ich erkannte, dass das Leben schnell vorbei sein kann, hatte ich die Kraft gefunden für mich einzustehen. Ich habe keine Zeit für Energieräuber, Stress macht mich krank, schwächt mein Immunsystem und meine körpereigenen Selbstheilungskräfte. Mein Körper sendet mir Signale, ich muss nur darauf hören. Es gibt Dinge, die kann ich nicht erklären, sie sagen mir genau was ich zu tun habe, eine innere Stimme in meinem Kopf

Durch die Krankheit fühle ich eine Stärke in mir, um aufzustehen und an mich zu denken. Ich möchte keine Zeit mehr verschwenden und egoistisch sein. Die Trennung von meinem Mann ist ein Anfang und auch wenn es noch nicht überstanden ist, bin ich Schritt für Schritt dabei mein Leben wieder selbstbestimmt zu leben und zu genießen. Ich nehme mir die Zeit für mich, komme zur Ruhe mit Entspannungsübungen und tue jeden Tag ein wenig mehr die Dinge, die ich liebe.

Es fällt mir schwer über die Gefühle und Gedanken, die ich während meiner Erkrankung hatte, zu sprechen. Ich setze mich nicht so gerne mit dem Thema auseinander. Ich denke viel davon ist Selbstschutz.

Bei der ersten Diagnose war ich 40 Jahre alt. Den Knoten in der Brust hatte ich selbst ertastet. Da ich dachte, es würde sich um die Zyste handeln, von der meine Frauenärztin schon seit einiger Zeit gesprochen hatte, ging ich erst drei Monate später zum Arzt. Da die Zyste immer mal da war und auch wieder weg, hatte ich mir keine Sorgen gemacht. Auch nicht, als meine Ärztin mir noch am selben Tag, an dem ich bei ihr war, einen Termin zur Mammografie vereinbarte.

Sorgen bereitete mir nur der Gedanke, ob ich es denn trotz der Termine noch pünktlich zur Arbeit schaffen würde. Ich hatte viel Stress zu der Zeit, arbeitete unter der Woche halbtags im Einzelhandel und am Wochenende bei meinem Bruder in der Gaststätte.

Der Radiologe fragte mich während der Behandlung, ob ich selbst denken würde, dass ich ernsthaft erkrankt war. Daraufhin lachte ich nur und sagte, dass ich selbst immer nur positiv denken würde. Er antwortete: „Es ist gut, dass Sie positiv denken. Das müssen Sie in nächster Zeit. Sie haben zu 95 % Brustkrebs."

Peng! Ein Stromschlag fuhr durch meinen Körper und zog mir den Boden unter den Füßen weg. Ich befand mich in einem Tunnel, in Schockstarre.

Ich fuhr auf die Arbeit und telefonierte mit meinem Mann. Sagte ihm, dass alles gut ist. Er sollte nicht allein zuhause sitzen mit seinen Gedanken und Ängsten, während ich arbeiten war.

Ich hatte und habe eine gute Beziehung mit meinem Mann. Natürlich gab es auch bei uns immer mal Streit wegen Kleinigkeiten, aber das war nur kurz und dann war wieder alles gut.

Als ich nach der Arbeit nach Hause kam, erzählte ich ihm alles und er weinte. Ich konnte es nicht. Ich tröstete ihn und war sicher alles schaffen zu können. Natürlich wusste ich nicht, was auf mich zukommen würde. Ich hatte keine Erfahrungen mit Krankheiten, vor allem nicht mit Krebs. Krank waren immer nur die anderen, ich nicht. In der Nacht konnte ich nicht schlafen, das Gedankenkarussel in meinem Kopf begann sich zu drehen. Warum ich? Ich bin noch so jung, Krebs bekamen nur alte Frauen. Wie viel Zeit würde mir noch bleiben? Wie sage ich es meiner Tochter und wie meinen Eltern?

Am nächsten Tag sprach ich mit allen Familienangehörigen darüber und versuchte mir meine Ängste nicht anmerken lassen. Sie sollten nicht wegen mir weinen. Mir ging es immer „gut", wenn wir zusammen waren. Mein Mann war emotional am Boden, merkwürdigerweise musste ich ihn oft aufbauen und nicht er mich.

Nachdem ich erfahren hatte, dass keine Metastasen vorhanden waren, fiel mir ein Stein vom Herzen und ich nahm den Kampf gegen den Krebs auf. Es folgten 16 Chemotherapien. Zwischenzeitlich verbrachte ich zwei Wochen im

Jana, 50 Jahre

»Ich habe so viele Narben im Brustbereich und ich bin stolz auf sie. Ich bin stolz, dass ich das alles geschafft habe. Zweimal!«

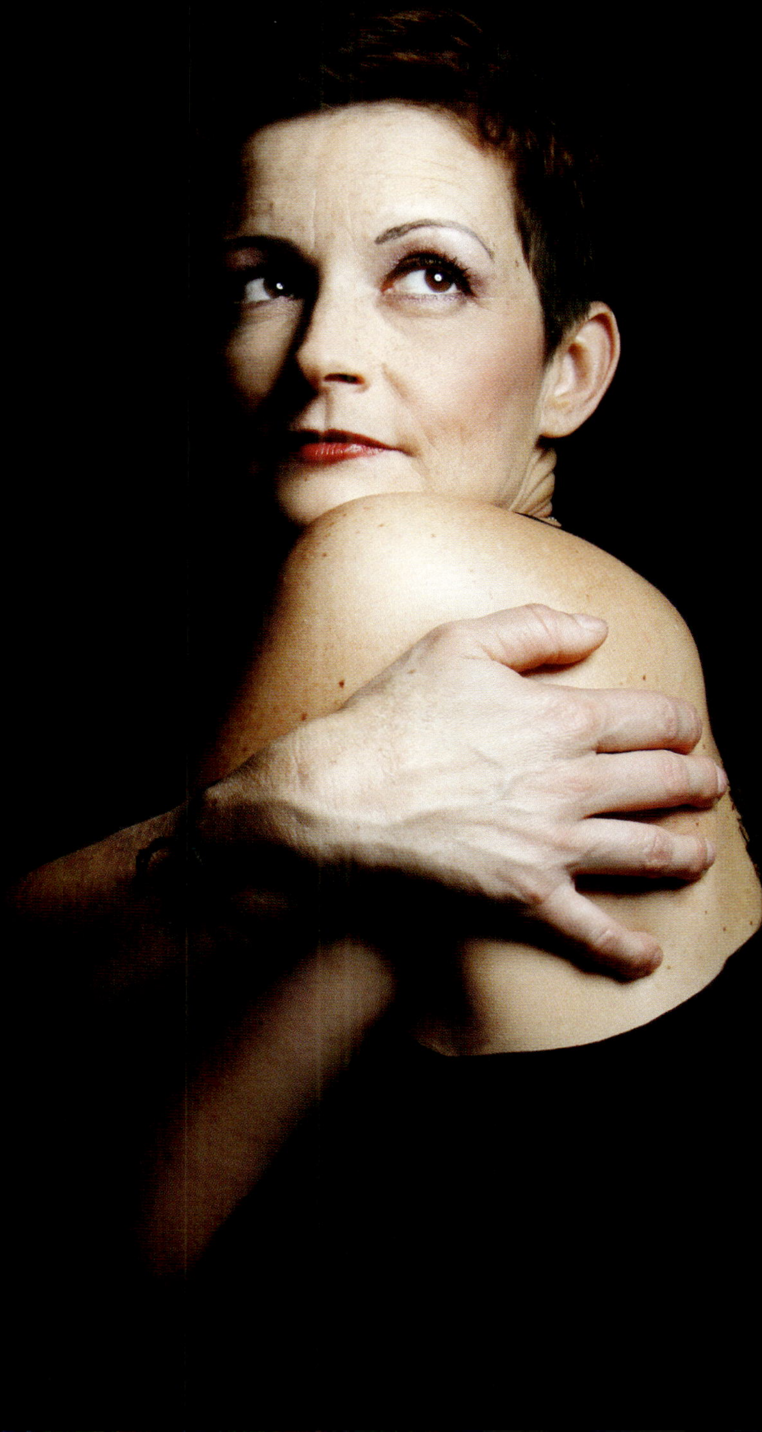

Jana, 50 Jahre

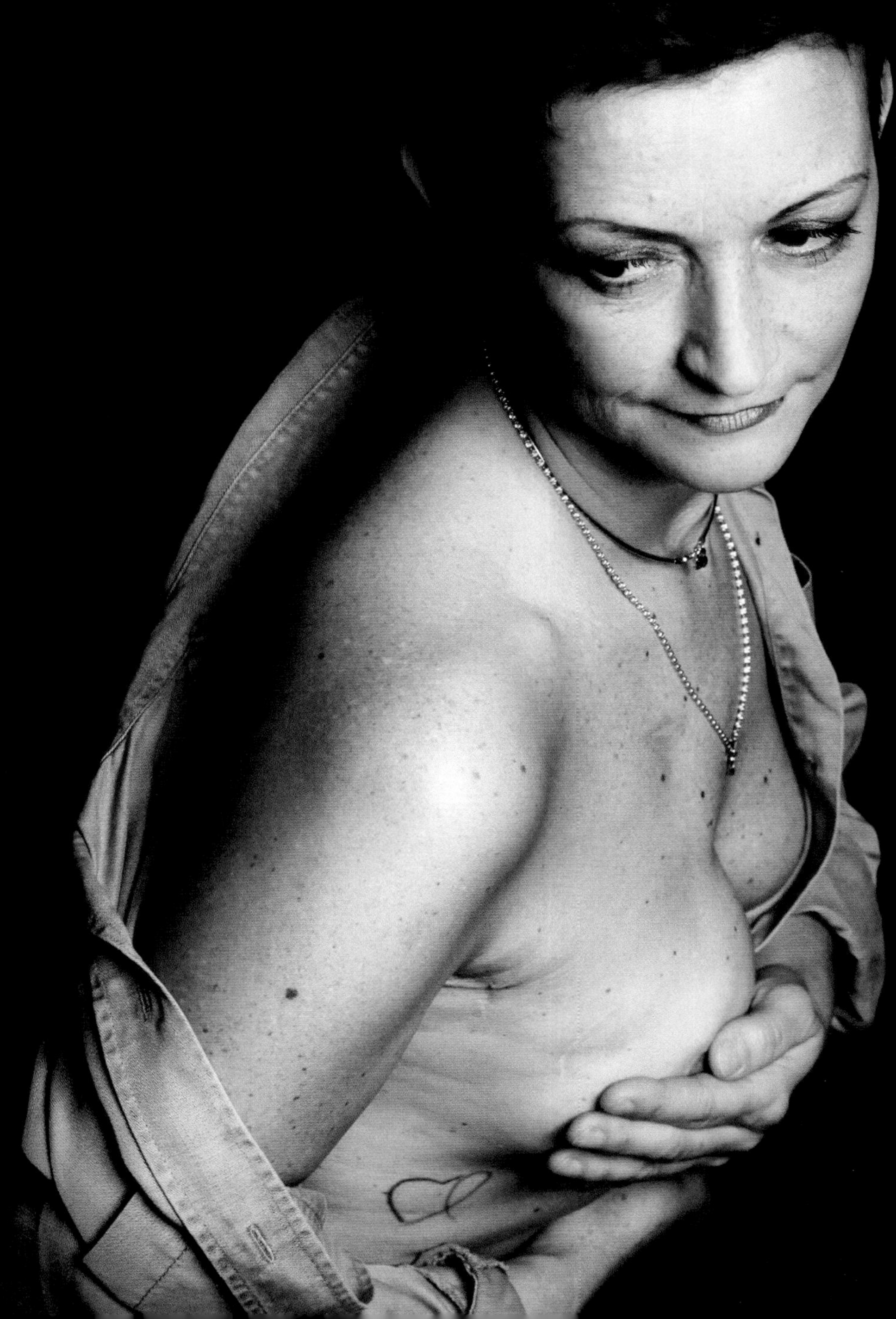

»Manchmal tue ich einfach nichts – etwas, das ich vorher nicht konnte.«

Krankenhaus wegen einer Mittelohrentzündung. Mein Körper wurde schwächer, ich verlor meine Haare, Wimpern, Augenbrauen. Ab dem Zeitpunkt sah ich krank aus. Nach der Chemotherapie folgte die brusterhaltende Operation. Die Narbe war klein, man sah sie kaum. Die anschließende Bestrahlung war problemlos, ich hatte keinerlei Nebenwirkungen. Nach der Reha ging ich wieder wie gewohnt arbeiten und führte mein Leben wie vor der Diagnose weiter.

Meine 2. Diagnose erhielt ich genau 5 Jahre später. Wieder entdeckte ich einen Knoten, diesmal in meiner Achsel. Ein geschwollener Lymphknoten. Und dann ging alles von vorn los. Die Tage, die ich wartend auf das Untersuchungsergebnis in Bezug auf die Metastasen verbrachte, waren die schlimmsten. Ich war abgestumpft und dass ich wieder Brustkrebs hatte, war mir nicht so wichtig, ich wollte nur auf keinen Fall Metastasen haben. Ich hatte zum Glück keine.

Ich bekam wieder 12x Chemotherapie im wöchentlichen Rhythmus. Ich verbrachte wieder zwischendurch zwei Wochen im Krankenhaus, weil ich die Grippe und Bakterien im Blut hatte. Und dann kam die große Operation. Diesmal musste die Brust ab, wurde aber gleichzeitig mit Silikon wieder aufgebaut. Mit dem Ergebnis war ich sehr zufrieden und hatte keinerlei Probleme damit. Ich fühle mich auch heute sehr wohl in meinem Körper. Die Brust fühlt sich zwar anders an, sieht aber schön aus. Ich kann Nähe zulassen und fühle mich begehrenswert.

Ich habe jetzt, nachdem ich zweimal die Diagnose bekommen habe, ein wenig in meinem Leben geändert. Ich gehe nicht mehr jedes Wochenende arbeiten. Ich nehme mir auch unter der Woche Zeit für mich, gehe viel mit meinem Hund spazieren. Manchmal tue ich einfach nichts – etwas, das ich vorher nicht konnte. Ich dachte, ich müsse immer irgendetwas machen. Ich habe gelernt an mich zu denken und auf mein Körpergefühl zu hören.

Die Diagnose Brustkrebs war ein Schock, ein Alptraum, ein tiefes Loch, in das ich gefallen bin. Es veränderte alles und ich hatte den Tod vor Augen. Ich konnte keinen klaren Gedanken fassen in dieser Zeit. Einige Freunde und Bekannte haben sich von mir abgewendet, weil sie nicht wussten, wie sie mit mir umgehen sollten.

Ich selbst habe mich durch die Krankheit verändert. Äußerlich, aber auch innerlich. Ich habe so viele Narben im Brustbereich und ich bin stolz auf sie. Ich bin stolz, dass ich das alles geschafft habe. Zweimal! Wenn ich mir die Bilder von mir anschaue, zaubert mir das ein Lächeln ins Gesicht. Ich fühle mich weiblich und attraktiv.

JUDITH, 41 JAHRE

»Mit dem Blick auf die Narbe überkam mich eine unendliche Traurigkeit und mir wurde klar, dass es niemals wieder so werden würde wie vorher.«

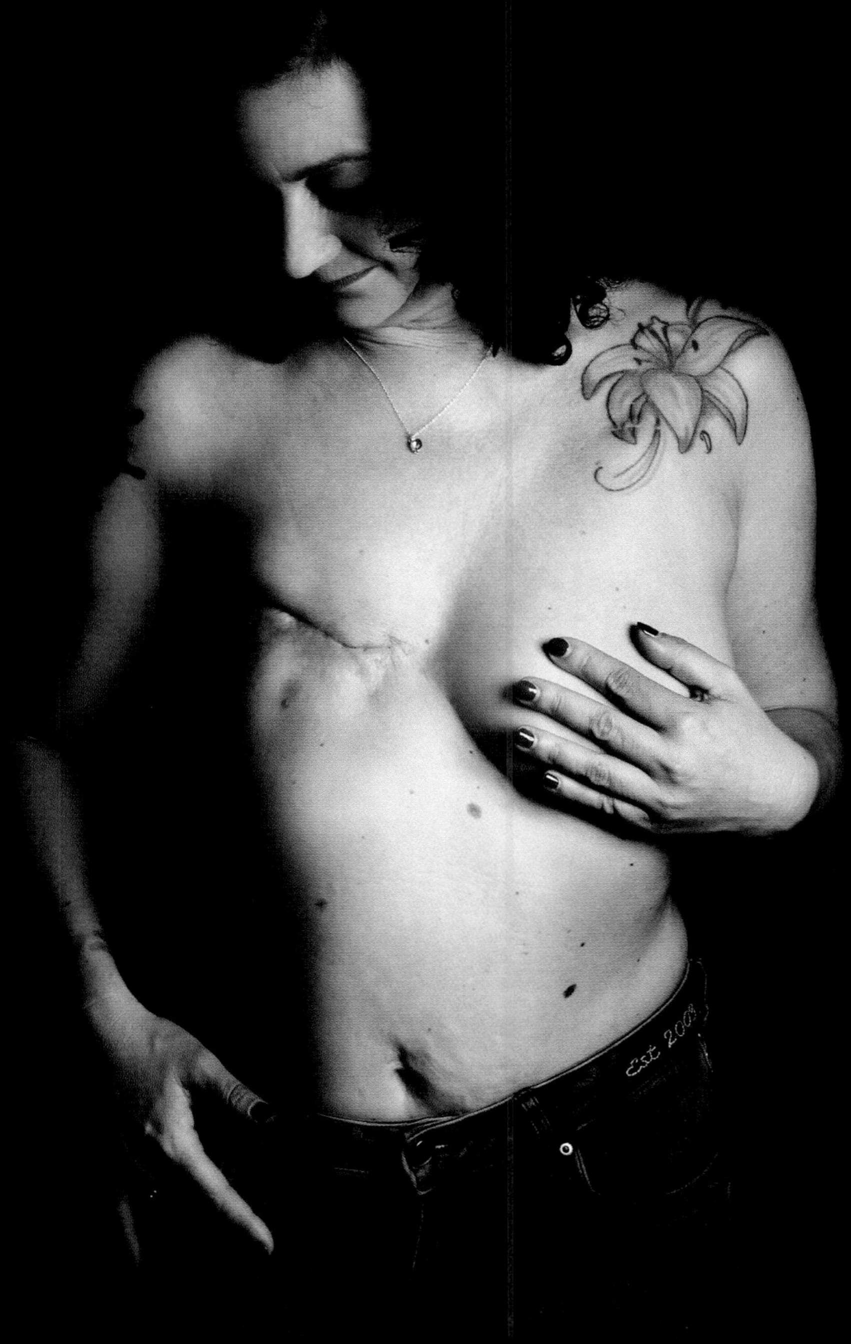

Mit 38 Jahren lebte ich bereits seit zehn Jahren mit meiner Familie, meinem Mann und den gemeinsamen Kindern, in Dubai.

Mein Leben war, insbesondere meine Ehe, nicht immer einfach. Mein Mann und ich hatten eine schlimme Krise, unter der ich sehr litt, die wir aber so gut wie möglich überstanden. Wir wurden 2017 nochmal Eltern einer kleinen Tochter und alles schien perfekt. Nach außen hin. Ich hatte immer wieder große Schwierigkeiten, meinem Mann zu vertrauen, schob diesen Gedanken jedoch weg, ich wollte keine Zweifel aufkommen lassen, wir waren eine großartige Familie.

Im Oktober 2018 ertastete ich beim Duschen einen großen Knoten direkt unter meiner rechten Brustwarze. Ich tröstete mich mit dem Gedanken, dass es sich um eine Milchdrüse handeln könnte, ich hatte erst wenige Wochen vorher abgestillt, meine Tochter war 13 Monate alt. Ich unternahm nichts und wartete ab, vielleicht würde die Schwellung mit meiner wiedereinsetzenden Periode zurückgehen.

Mit der Zeit hatte ich das Gefühl der Knoten würde größer werden, er zeichnete sich deutlich ab, wenn ich auf dem Rücken lag. Im November suchte ich einen Gynäkologen auf, der nach diversen Untersuchungen zunächst Entwarnung gab und von einer Zyste ausging, die zwar aufgrund der Größe operativ entfernt werden müsste, aber nicht bösartig sei. Zur Sicherheit überwies er mich zur Mammografie, ein paar Tage später wurde auch eine Biopsie gemacht.

Die Tage, in denen ich auf das Ergebnis warten musste, vergingen zwischen Hoffen, Angst, Hilflosigkeit und dem Versuch, mich zu beruhigen. Am 10. Dezember bekam ich die Diagnose: mehrere bösartige Tumore, hormonabhängig, schnellwachsend. Da der Krebs in der ganzen Brust verteilt war, würde mir die gesamte Brust abgenommen werden müssen.

Der Boden unter mir öffnete sich und ich fiel, tiefer und tiefer. Würde ich sterben müssen? Ich fühlte mich nicht krank, es ging mir doch gut. Das konnte nicht wahr sein. Ich war wie erstarrt und weigerte mich zu begreifen was passierte, was mir erzählt wurde.

Das Gespräch mit der Ärztin fand auf Englisch statt, eine Sprache, die ich gut beherrsche, aber in diesem Moment stand ich unter Schock, konnte dem Gesagten nicht folgen. Mein Mann, der mich begleitete, hielt meine Hand, folgte der Ärztin und fühlte sich doch ähnlich wie ich. Der letzte Satz war, dass ich in sechs Monaten alles überstanden hätte und „back in live" sein würde. Daran klammerte ich mich, nichtsahnend, dass nach einer solchen Erkrankung nichts mehr werden würde, wie es vorher war.

Da die Tumore überall in meiner Brust verteilt waren, würde es unmöglich sein, die Brust zu erhalten. Eine schreckliche Nachricht folgte auf die nächste, unsensible Ärzte, Fakten, Therapiemöglichkeiten – ich wollte nur weg, war außerstande zu reagieren, hatte mich ausgeklinkt.

Am Abend sprachen mein Mann und ich mit den Kindern darüber. Wir waren uns vorher einig, offen zu kommunizieren, aber in diesem Moment zerriss es mich innerlich. Ich wollte ihre Unbeschwertheit nicht zerstören, fühlte wie es sich für

»Mein Bauchgefühl sagte mir, dass das Implantat entfernt werden müsste, doch ich wollte nicht aufgeben.«

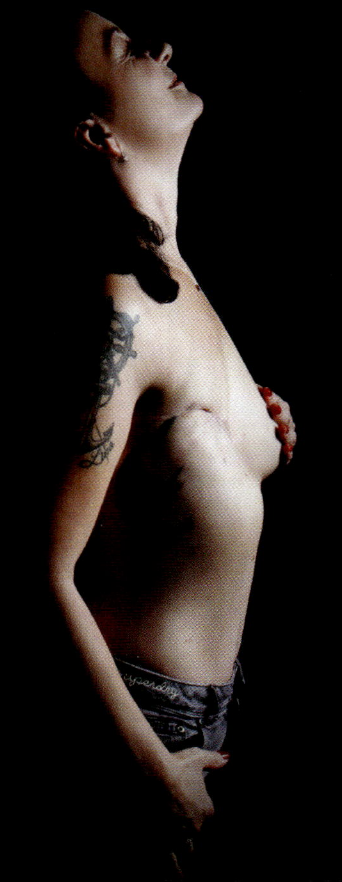

sie anfühlen musste. Mein großer Sohn, zu diesem Zeitpunkt 15 Jahre alt, weinte und begriff instinktiv, was eine solche Diagnose bedeuten konnte. Ich versuchte, die Kinder zu beruhigen und doch entwickelten sich bei beiden Jungs feine Antennen dafür, wie es mir ging. Sie achteten auf alles, ich konnte sie nicht täuschen, sie spürten sofort, wie ich mich fühlte. Das ist bis heute so geblieben.

Meine Familie, die in Deutschland wohnte, drängte mich die Behandlung in der Heimat durchführen zu lassen, doch ich entschied mich für Dubai, um das Leben meiner Kinder so normal wie möglich weitergehen zu lassen.

Die Reise ins Ungewisse begann. Zunächst wurden Untersuchungen von Brust, Becken und Bauch vorgenommen, glücklicherweise konnten keine weiteren Metastasen festgestellt werden. Ich studierte alle meine Befunde, übersetzte sie und informierte mich über die Krankheit. Bis zur OP wusste ich, dass ich dreifach positiven Brustkrebs hatte. Ich sprach mit Freunden darüber, nannte die Erkrankung bewusst immer wieder beim Namen: Ich habe Krebs.

Ich versuchte die Diagnose zu realisieren, es fiel mir schwer, denn mein Leben ging fast wie gewohnt weiter. Ich fühlte mich nicht krank.

Am Abend vor der OP betrachtete ich mich im Spiegel. Meine Brüste waren ein Teil meines Körpers, ich mochte sie sehr. Auch nach drei Schwangerschaften fand ich sie schön, sie waren für mich ein Symbol für Weiblichkeit, hatten meine Kinder genährt.

Die OP verlief gut, aber da der Krebs auch schon den Wächterlymphknoten erreicht hatte, musste dieser ebenfalls entnommen werden. Ich wusste, dass ich nun auch eine Chemotherapie brauchen würde.

Bis zu dem Zeitpunkt, an dem kein Pflaster mehr die Wunde bedeckte, wagte ich keinen Blick auf die Narbe. Zu unangenehm war das Gefühl nichts zu spüren, aber dennoch den Druck des Verbandes zu empfinden.

Mit dem Blick auf die Narbe überkam mich eine unendliche Traurigkeit und mir wurde klar, dass es niemals wieder so werden würde wie vorher. Ich hatte meine Brust an den Krebs verloren, wie sollte ich mich jemals wieder weiblich fühlen?

Es war schwer, mein Mann versuchte mich aufzubauen und doch fehlte mir ein Teil meines Körpers und das sah man auch von außen. Ich weinte viele Tränen, bis ich irgendwann an den Punkt kam mir zu sagen, dass ich jetzt den Weg weiter gehen musste, um gesund zu werden.

Nachdem die Narbe gut verheilt war, hatte ich einen Termin beim Onkologen. Es gab keine weiteren Metastasen und wir besprachen den Therapieplan. Ich sollte 16 Chemotherapien bekommen, 18x Antikörpertherapie und 25 Bestrahlungen. Danach würde ich Tamoxifen bekommen und alle drei Monate eine Spritze, um meine Hormone zu blockieren. Mit 39 Jahren würde ich in den Wechseljahren sein. Noch hatte ich keine Zeit mich damit auseinander zu setzen, ich musste zuerst die Chemotherapie schaffen, vor der ich große Angst hatte.

Nach der ersten Dosis, zu der mich eine liebe Freundin begleitete, fühlte ich mich kraftlos und müde, am nächsten Morgen war mein Gesicht heiß und rot, wie bei einem Sonnenbrand. Ich bekam viele Medikamente mit nach Hause: gegen die Übelkeit, Vitamine und eine Booster-Spritze, die mir mein Mann geben musste, ich konnte es einfach nicht. Zusätzlich wurde mir geraten meine Ernährung umzustellen. In den Tagen danach kümmerte ich mich um meine Kinder, der Alltag ging weiter.

Nach der zweiten Chemo verlor ich beim Kämmen immer mehr Haare, nach der dritten Chemo kam der Tag, an dem ich mich entschied, sie abzurasieren. Ich hatte schöne Haare, sie waren lang, lockig und sie gehörten zu mir. Fast mein ganzes Leben lang habe ich sie lang getragen. Ich machte einen Zopf und mein Mann schnitt sie ab. Wir weinten alle. Ich flocht sie sorgfältig als wären sie ein Schatz, den ich bis heute aufbewahre.

Ich saß vor dem Spiegel, blass, kahlrasiert, aufgedunsen, ich erkannte mich nicht wieder.

Der Krebs wurde Teil unseres Lebens, wir nahmen die Hilfe von Freunden in Anspruch, mein Mann nahm unsere kleine Tochter oft mit auf die Arbeit, wenn ich Therapien hatte.

Nachdem ich die ersten zwölf Wochen Chemotherapie mit Taxol überstanden hatte, bekam ich weitere vier Chemos im Abstand von vier Wochen. Diese saugten die letzte Kraft aus mir heraus. Ich brauchte jeweils eine Woche, um mich halbwegs zu erholen, hatte kein einziges Haar mehr am Körper. Ich machte mir keine Gedanken mehr über mein Aussehen, meine Haare oder meine Brust. Ich versuchte nur noch durchzuhalten, von einem Tag auf den anderen, von einer Chemo zur nächsten.

Die letzte Dosis feierte ich mit einer Freundin, den Etappensieg, ich hatte die erste Hürde geschafft.

»Langsam fange ich an meinen Körper wieder zu lieben, so wie er ist, mit all seinen Narben. Durch den veränderten Blickwinkel begreife ich, was ich gemeinsam mit diesem Körper geschafft habe, was für eine Zeit hinter mir liegt und was für großartige Dinge noch auf mich warten könnten.«

Zur Bestrahlung musste ich an jedem Wochentag in die Klinik es dauerte nur kurz und oft hatte ich meine Tochter dabei. Etwa zu gleichen Zeit begann die Antihormontherapie, die Nebenwirkungen wie Juckreiz, trockene Haut, Schmerzen in den Gelenken und Hitzewallungen kamen erst später.

In den Monaten danach erholte sich mein Körper. Ich versuchte mich gesund zu ernähren und mehr zu bewegen. Meine Kräfte kehrten langsam zurück.

Ich beschäftigte mich mit dem Thema Brustaufbau, hatte einige Gespräche mit dem Chirurgen und entschied mich schließlich fü einen Aufbau mit Expander. Hierzu wird ein Silikonkissen unter den Brustmuskel gesetzt und über Monate mit Kochsalzlösung aufgefüllt, damit sich Haut und Muskeln langsam dehnen. Nach einiger Zeit wird es durch ein Implantat ersetzt.

Im Dezember 2019 wurde Fett aus meinem Bauch unter die Hau an der Brust gespritzt, im Februar 2020 wurde der Expander ein gesetzt. Ich hatte starke Schmerzen nach dieser Operation, fühlte einen Druck und ein Reißen in der Brust. Bewegen konnte ich mich nicht und den Tag überstand ich nur mit vielen Schmerzmitteln Wenige Wochen später wurde der Expander aufgespritzt, was sich jedes Mal anfühlte, als würde ein Stein auf meiner Brust liegen. Das Atmen fiel mir schwer, ich hatte starke Schmerzen. Und doch freute ich mich über die kleine Wölbung, die sich langsam abzeichnete.

Dann kam Corona und der weitere Verlauf verschob sich nach hinten. Im August des gleichen Jahres hatte ich die endgültige Größe erreicht. Die Haut sah sehr gespannt aus, aber mein Arzt beruhigte mich, so dass im September das Implantat eingesetzt wurde Als ich aus der Narkose erwachte, war ich überglücklich. Ich hatte es geschafft, die Chemotherapie, die Antikörpertherapie, Bestrah lung und Brustaufbau. Alle meine Check-Ups waren unauffällig, ich war krebsfrei. Meine Reise war zu Ende, mein neues Leben konnte beginnen!

In den ersten Tagen fühlte ich mich gut, die Narbe verheilte, ich hatte kaum Schmerzen. Doch dann bekam ich Fieber, fühlte mich schlecht. Die Brust färbte sich rot, ich bekam starke Schmerzen. Im Krankenhaus wurde ich mit Antibiotika behandelt. Die Narbe hatte sich an einer winzigen Stelle geöffnet und nässte. Mein Bauchgefühl sagte mir, dass das Implantat entfernt werden müsste, doch ich wollte nicht aufgeben. In den folgenden Wochen fuhr ich fast täglich zum Verbandswechsel zum Arzt, doch die Narbe öffnete sich weiter. In einem letzten Versuch wurde die Naht mit örtlicher Betäubung zugenäht, doch kurz darauf riss sie erneut. Es entstand eine riesige klaffende Wunde, durch die ich direkt auf das Implantat blicken konnte. Als mir mein behandelnder Arzt vorschlug ein kleineres Implantat einzusetzen, holte ich eine Zweitmeinung ein. Ich weiß nicht, warum ich das nicht früher getan habe.

Der neue Arzt bestätigte meine Vermutung, das Implantat sofort entfernen zu lassen. Der Weg den Aufbau mit einem Expander machen zu lassen, war die falsche Entscheidung, da die Haut nach einer Bestrahlung nicht in der Lage war, einer solchen Dehnung Stand zu halten.

Auch nach der Entfernung des Implantats dauerte es viele Wochen, in denen ich fast täglich zum Arzt fuhr, bis die Wunde heilte.

Zusätzlich zu dieser Belastung kamen Eheprobleme. Vor der Diagnose verstanden mein Mann und ich uns gut, eine schwere Zeit hatten wir vor der Geburt unserer Tochter bewältigt und doch fiel es mir während der Therapie schwer Nähe zuzulassen. Ich mochte meinen Körper nicht, hatte Schmerzen, meine Empfindungen waren anders als vorher. Mein Mann war anfänglich verständnisvoll, doch ich spürte seine Enttäuschung und bekam ein schlechtes Gewissen, weil ich ihm nicht geben konnte, was er brauchte. Natürlich haben wir nach außen als Eltern zusammengehalten, doch als Paar haben wir uns auf diesem Weg verloren. Mein ohnehin schwaches Selbstvertrauen wurde erneut erschüttert und ich fragte mich wie viel ich noch ertragen könnte, bevor ich zerbrechen würde.

Meine Kinder trösteten mich, machten mir Mut und ich weiß, dass das nicht die Aufgabe von Kindern sein sollte, aber durch sie konnte ich morgens aufstehen und den Alltag bewältigen.

Heute, mit etwas Abstand, denke ich die vielen Sorgen haben dazu beigetragen, dass mein Körper lange nicht heilen konnte.

Ich versuchte mich auf die zahlreichen guten Dinge zu fokussieren, die auch in dieser Zeit geschehen sind und die mir Kraft und Zuversicht gaben. Meine Kinder und ich sind noch näher zusammengerückt, zwei Hunde und eine Katze sind bei uns eingezogen. Ich wollte schon immer Tiere haben und für mich war nun der Zeitpunkt gekommen, an dem ich einfach nicht mehr warten wollte. Die

Kinder und ich lieben diese Tiere und es macht viel Freude das anzusehen.

Mit den Kindern besuchte ich meine Familie in Deutschland, es war eine wunderschöne Zeit, in der ich mich glücklich und frei fühlte. Es gibt nichts Wichtigeres im Leben, als gesund zu sein und Zeit mit den Menschen zu verbringen, die man liebt. Diese Wochen bestärkten meinen Entschluss nach Deutschland zurückzukehren, wieder näher bei meinen Eltern zu sein. In meiner Ehe sind zu viele Dinge geschehen, sie lässt sich nicht mehr reparieren.

Das Fotoshooting, welches ich in den Wochen, die ich in Deutschland war, hatte, lässt mein Herz vor Freude höherschlagen. Es war ein wunderschöner Tag, auch weil mein großer Sohn mich begleitete. Durch diese Bilder hat sich mein Leben verändert, die Sichtweise auf mich selbst, es fühlte sich an wie ein „wake up call", ein Wachrütteln.

Langsam fange ich an, meinen Körper wieder zu lieben, so wie er ist, mit all seinen Narben. Durch den veränderten Blickwinkel begreife ich, was ich gemeinsam mit diesem Körper geschafft habe, was für eine Zeit hinter mir liegt und was für großartige Dinge noch auf mich warten könnten.

Gemeinsam mit meinen Kindern, ohne meinen Mann, werde ich in ein paar Monaten Dubai verlassen und nach Deutschland ziehen, einen neuen Anfang wagen und selbstbestimmt mein weiteres Leben gestalten.

»Die Sichtweise auf mich selbst, es fühlte sich an wie ein „wake up call", ein Wachrütteln.«

Judith, 41 Jahre

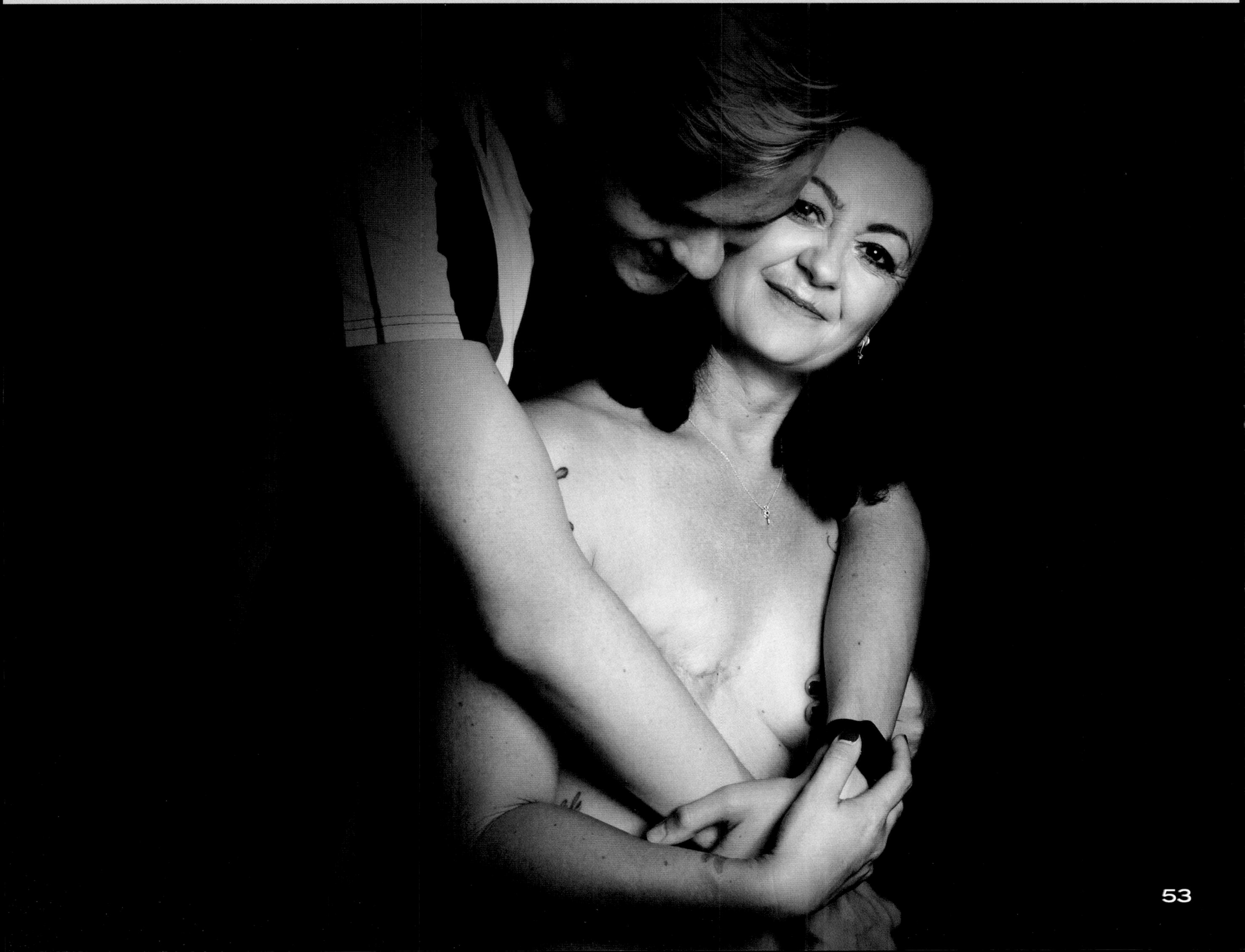

Als ich die Diagnose Brustkrebs bekam, war ich 54 Jahre alt. Meine Kinder waren kurz zuvor ausgezogen, um in Ausbildung und Studium zu gehen. Ich hatte einen anstrengenden Beruf, der mich sehr forderte und viel abverlangte, so dass es turbulente Zeiten mit viel Stress waren. Durch den Auszug der Kinder hoffte ich wieder mehr Zeit mit meinem Mann verbringen zu können, wir freuten uns auf den neuen Lebensabschnitt.

Mit der Diagnose brach eine Welt für mich zusammen, ich weinte, schrie, war fassungslos und tief verzweifelt – mir fehlten sämtliche Risikofaktoren, ich war doch immer gesund!

Das erste Mal in meinem Leben hatte ich Angst zu sterben. Ich wollte nicht sterben! Ich recherchierte im Internet über alternative Heilmethoden und war kurz davor nach Brasilien in den Dschungel zu fliegen, um mich einer rituellen Heilung zu unterziehen.

Mein Mann war der einzige, mit dem ich ehrlich über meine Gefühle und Ängste sprechen konnte. Die Kinder wollte ich nicht beunruhigen und bagatellisierte meine Erkrankung, meinem Vater erzählte ich gar nichts davon.

Ich habe mich so unwissend und hilflos gefühlt, dass ich mich schließlich der Schulmedizin unterwarf und das komplette Behandlungsprogramm mit Mastektomie, Chemotherapie und Bestrahlung durchlief. Ich verließ mich einfach auf die Ärzte, hinterfragte nichts und war eine vorbildliche Patientin.

Da ich keinen Fremdkörper in mir haben wollte, hatte ich mich entschieden die Brust mit Eigengewebe aufbauen zu lassen. Es war eine unglaublich anstrengende Zeit mit schlaflosen Nächten, Gedankenreisen und tiefer Verzweiflung. Noch während der Chemotherapie fing ich wieder an zu arbeiten, um mich abzulenken.

Meine Kollegen hatten es nicht leicht mit mir, da ich sehr offen mit der Erkrankung und meinen Ängsten umging. Viele, auch Freunde, waren damit überfordert, verschwanden und meiden bis heute den Kontakt zu mir.

Nach der Behandlung hatte sich einiges geändert in meinem Leben. Mein Körpergefühl ist anders geworden. Ich hatte das Glück auf einen großartigen plastischen Chirurgen getroffen zu sein und fühle mich wieder weiblich und nicht „nur noch krank". Ich kann Nähe zulassen und mich ohne Scheu zeigen. Ich bin gelassener geworden, achtsamer zu mir selbst, ich esse kein Fleisch mehr und mache Yoga, mute mir nicht mehr so viel zu und genieße mehr. Ich lebe im Hier und Jetzt.

Ich habe eine Gleichgesinnte getroffen, mit der ich Pläne schmiede. Gemeinsam möchten wir Seminarwochen für Betroffene anbieten, um sie darin zu unterstützen das Gefühl des Ausgeliefertseins in eigene Handlungskompetenz umzuwandeln. Wir möchten den Teilnehmenden emotional, mental und physisch dabei helfen, schöne Momente zu erkennen, um so den individuellen Heilungsprozess zu fördern.

JUTTA, 57 JAHRE

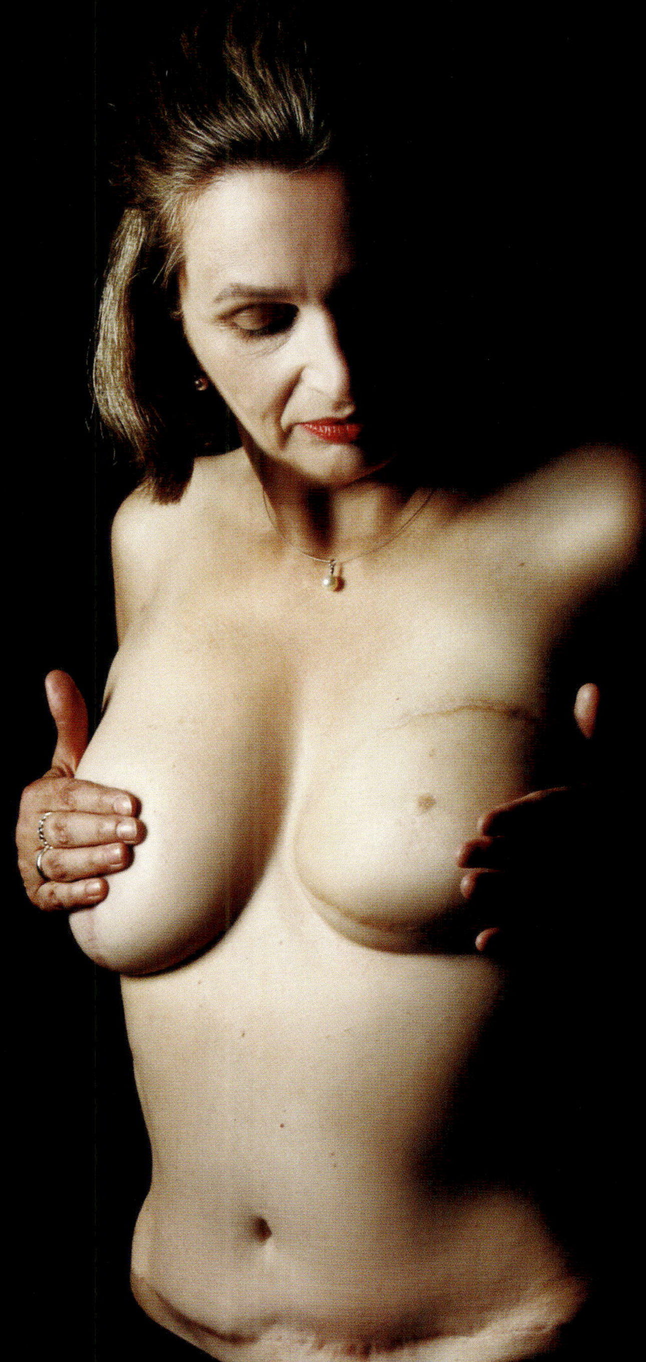

»Ich bin gelassener geworden, achtsamer zu mir selbst. Ich lebe im Hier und Jetzt.«

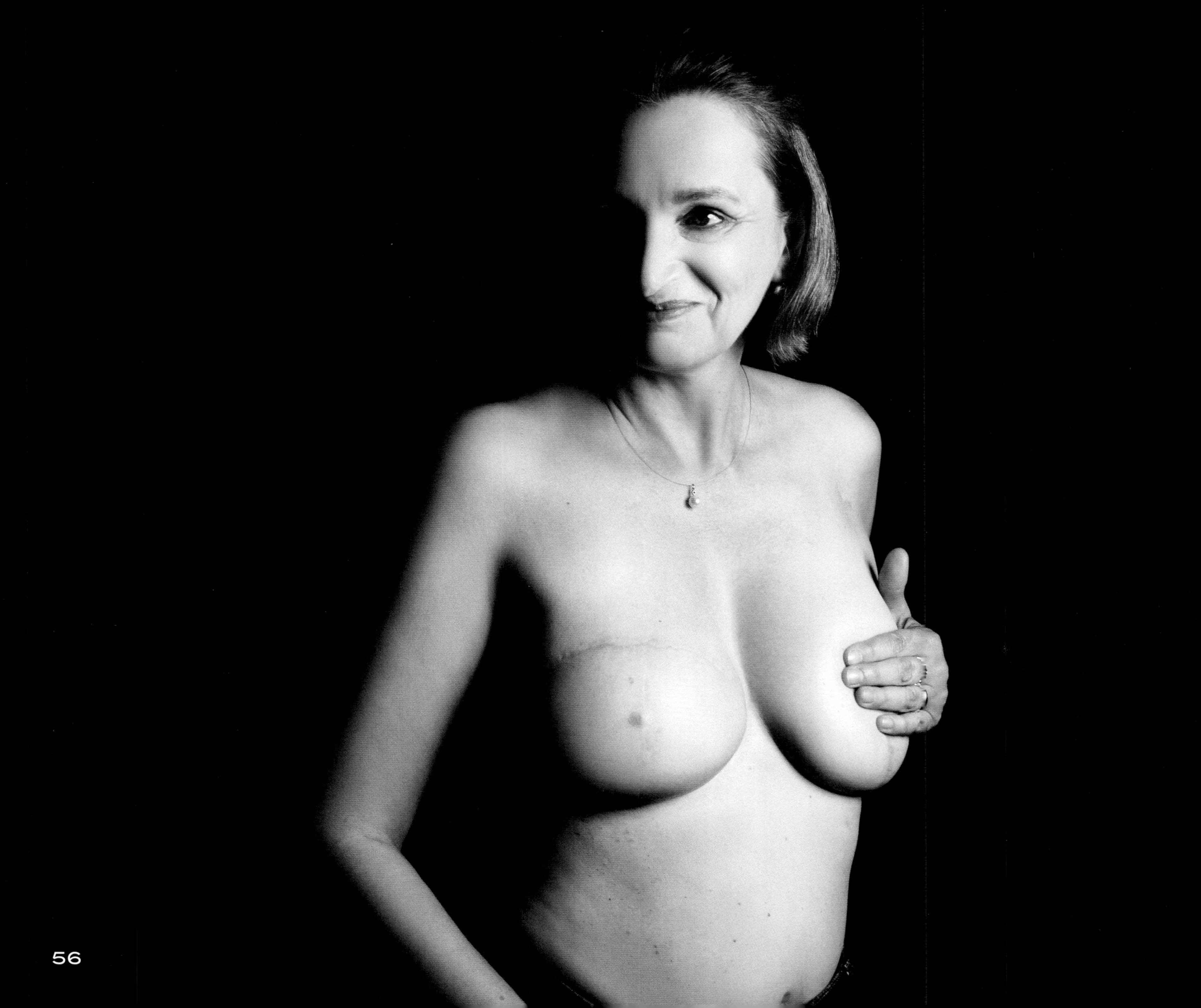

»Es gibt auch bei mir immer noch Krisen in Bezug auf die Erkrankung, ein Auf und Ab der Emotionen, ich kann mich aber wieder beruhigen und nach vorn blicken.«

Ich bin dankbar meine eigenen Erfahrungen teilen zu dürfen und profitiere selbst von jeder Begegnung, denn Menschen mit diesen Grenzerfahrungen sind etwas Besonderes. Diese Begegnungen sind authentisch und bewusst.

Es gibt auch bei mir immer noch Krisen in Bezug auf die Erkrankung, ein Auf und Ab der Emotionen, ich kann mich aber wieder beruhigen und nach vorn blicken.

Im Internet wurde ich auf das Fotoprojekt „schön und stark" aufmerksam, ich habe mich angemeldet und sehr über die Einladung gefreut, daran teilnehmen zu dürfen.

Meine Brustkrebserkrankung mit dem einhergehenden Verlust meiner Brust hat vieles für mich verändert. Äußerlich wieder aufgebaut, existiert dennoch kein Gefühl in dem Aufbau.

Eine Klangmassage im Anschluss an das Fotoshooting hat meine neue Brust zum Leben erweckt, nie hätte ich gedacht, dass solche Wirkungen erzielt werden können. Meine neue Brust reagierte durch die Schwingungen mit einem Prickeln, es fühlte sich an, als wäre etwas zum Leben erweckt worden.

Ich danke allen Beteiligten von Herzen!

KATHRIN, 40 JAHRE

Mit 36 Jahren wurde ich Mutter eines kleinen Mädchens. Unter der Geburt hatte ich mit starkem Bluthochdruck zu kämpfen.

Seit meiner Jugend war ich kardiologisch in Behandlung, da mein Herzinfarktrisiko mit zunehmendem Alter potenziell steigen könnte. Ich ließ mich daraufhin von meinem Hausarzt entsprechend mit Tabletten einstellen. Als ich schwanger wurde stellte der behandelnde Arzt die Medikation um, doch je näher der Entbindungstermin rückte, desto höher wurde mein Blutdruck. Die Ärzte vermuteten eine Schwangerschaftsvergiftung und ich ging jeden Monat zur Kontrolle zum Ultraschall, da mein Baby für die Fachwelt als zu klein galt.

Nach der Entbindung suchte ich einen Kardiologen auf, der mich darauf vorbereitete, dass ich nach einem halben Jahr wieder auf stärkere Medikamente umgestellt werden müsse. Als meine Tochter vier Monate alt war, begann ich unter Bauchschmerzen, meistens Magen- oder Nierenschmerzen, zu leiden.

Ich hatte unglaublich viel Stress zu dieser Zeit, arbeitete schon wieder 30 Stunden in der Woche, hatte ein Baby zuhause und ein Kind, das gerade zur Schule gekommen war. Ich aß im Stehen, schlief im Sitzen und gab nachts meiner Tochter die Flasche. Ich schob meine Schmerzen auf den Stress und nahm mir vor bald einen Arzt aufzusuchen.

Eines Morgens im Bett stellte ich mir die Frage, ob ein Tumor im Körper so groß werden könnte, dass gleichzeitig unten die Niere und oben der Magen schmerzen würde. Den Gedanken schob ich schnell wieder weg, solche Dinge passieren nur in Filmen und haben mit der Wirklichkeit nichts zu tun. Magenschmerzen bekam ich vom schnellen Essen. Und im Grunde tat mir nicht die Niere weh, der Schmerz kam von viel weiter unten. Eine Kollegin vermutete eine Nierenbeckenentzündung, aber da der Schmerz nicht permanent da war, schob ich einen Arztbesuch weiter vor mir her.

Da ich regelmäßig bei meinem Kardiologen vorstellig war, schilderte ich meine Beschwerden und wurde zügig zum Ultraschall geschickt. Der dortige Arzt blieb ruhig und leitete mich weiter zum CT. Auf dem Überweisungsschein stand 14x12 cm. Ich war sicher es handelte sich um einen Druckfehler, bei dem die Kommastellen nicht eingesetzt wurden. Vom CT wurde ich mit dem Vermerk „dringend" zum MRT geschickt – in diesem Moment wurde ich panisch, ungläubig und ohnmächtig. Zwei Tage später fuhr ich zum MRT nach Potsdam. Dort stellte sich heraus, dass sich ein Tumor mit einer Größe von 15x18 cm mitten in meinem Bauchraum befand!

Noch im selben Monat wurde ich mehrfach untersucht. Es folgten Stanzbiopsie und Hormondiagnostik. Eine Assistenzärztin erklärte mir, dass es sich um eine sehr seltene und sehr aggressive Form eines Leiomyosarkoms handelte. „Wahrscheinlich setzen wir erst einmal eine Chemotherapie und

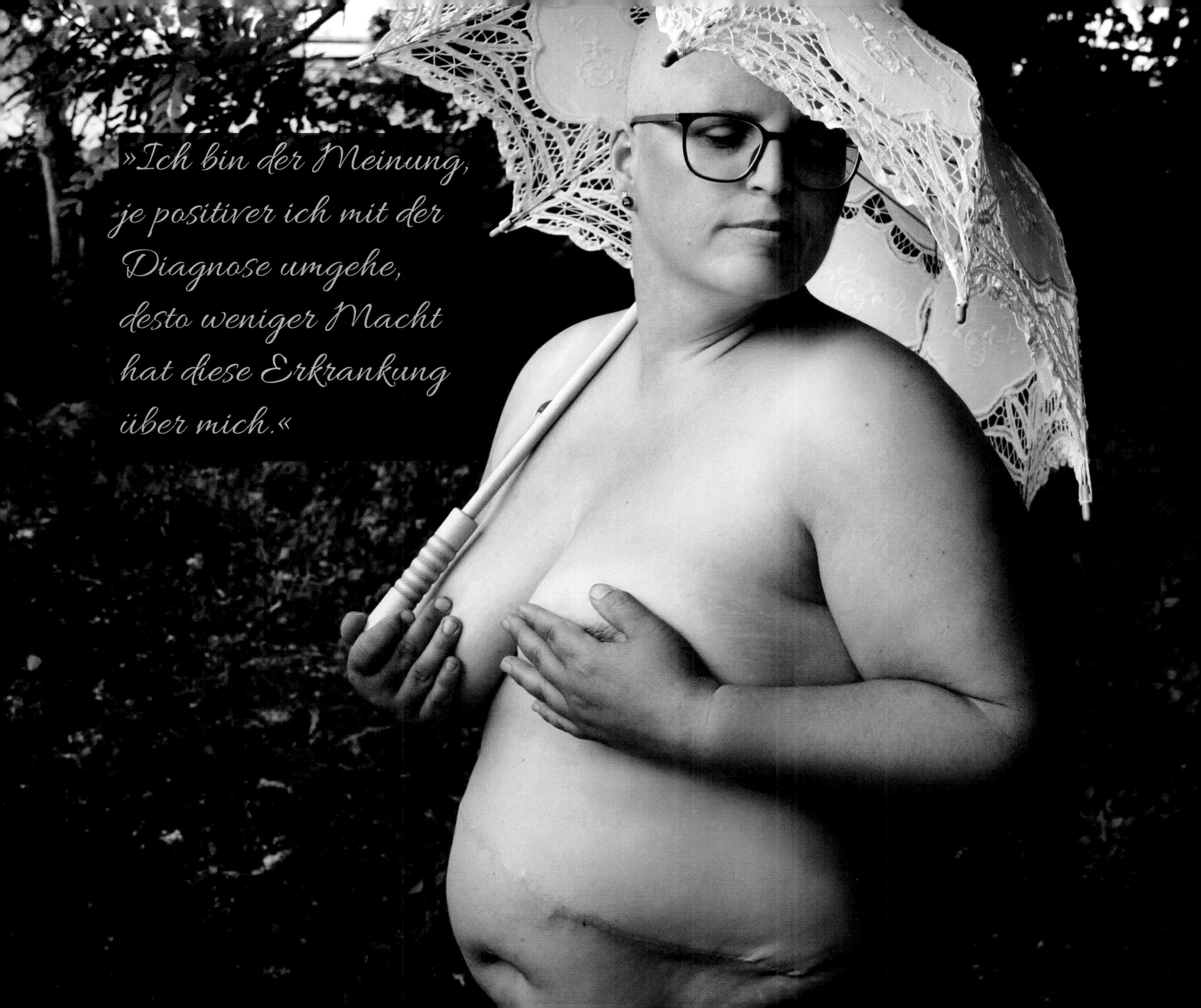
»Ich bin der Meinung,
je positiver ich mit der
Diagnose umgehe,
desto weniger Macht
hat diese Erkrankung
über mich.«

»Den Krebs kann ich nicht bestimmen, aber ich lasse mich auch nicht von ihm bestimmen.«

schauen was passiert", sagte sie zu mir.

Ich war fassungslos, wütend, hilflos. Was hatte ich falsch gemacht? Warum bekam ausgerechnet ich diesen Krebs? In den folgenden Tagen recherchierte ich zum Thema Krebs, Chemotherapie und der Nebenwirkungen. Ich versuchte mich damit abzufinden, dass ich mein Immunsystem hinrichten müsse, um den Krebs zu vernichten.

Ein anderer Arzt sagte mir, dass auf die Chemotherapie verzichtet werden könne, da diese bei einer solchen Krebsart nicht anschlägt. Ich war verwirrt, Chemo – ja oder nein?

Ein paar Wochen später war die erste OP. Es wurde meine linke Niere mit Nebenniere und ein 1,4 kg großer Tumor aus dem Bauchraum entfernt. Nach drei Wochen im Krankenhaus war ich noch am Leben, Schmerz wechselte mit Wut und Hoffnung mit Schmerz. Immer wieder stellte ich mir die Fragen warum ich diesen Krebs bekommen habe und was ich zukünftig tun konnte, um gesund zu werden und zu bleiben.

An meiner Seite war immer mein Mann. Genauso hilflos wie ich. Manchmal weinten wir zusammen, manchmal weinte ich allein. Ich hatte so große Angst meine Kinder nicht aufwachsen zu sehen.

Nach der OP fuhr ich zur Reha. Durch Komplikationen benötigte ich länger, um wieder fit zu werden.

In Potsdam wurde mir mitgeteilt, dass diese Art Tumor, der mir entnommen wurde, nicht auf Chemotherapie und Bestrahlung reagiert, was schwer für mich zu verkraften war, da ich auf die rettende Hand der Medizin gehofft hatte.

Meine Lebenserwartung ist nicht die höchste. In einer 2. Folgeoperation fand man während der Nachsorge einen nachwachsenden Tumor an der Ausgangsstelle. In einer 3. OP wurde ein neuer Tumor im Narbengewebe gefunden. Mittlerweile geht meine Narbe vom rechten oberen Rippenbogen über den Bauch zur linken Taille. Die Ärzte sind versucht, so wenig Narben wie möglich zu hinterlassen, weshalb sie gern die gleichen wiederholt öffnen.

Ich habe mich gegen eine Chemotherapie entschieden, obwohl ich enorme Kraft benötige, um mich gegen die Ärzte zu wehren. Die Wahrscheinlichkeit, dass mein Krebs immer wieder kommt, ist aus medizinischer Sicht sehr hoch. Ich wurde skeptisch, als mir ein guter Arzt sagte, es gäbe keine Chemotherapie gegen diese Art von Krebs und ein anderer Spezialist auf dem Gebiet wollte es doch probieren, da eine 20 % Chance auf Heilung bestehen würde.

Man sagte mir, dass mein Krebs laut Wachstumsrate schon 7–10 Jahre mein Begleiter war. Warum soll er das nicht auch weiterhin sein? Es klingt für einen Außenstehenden recht makaber, aber wie es am Ende sein wird, das kann mir keiner sagen. Ich bin der Meinung, je positiver ich mit der Diagnose umgehe, desto weniger Macht hat diese Erkrankung über mich.

Ein Tumor ist ein Lebewesen, körpereigene Zellen. Er ernährt sich von Zucker und Stress. Beides hatte ich in den Jahren von 20–30 reichlich. Ich versuche jetzt, stressige Situationen zu vermeiden und Probleme gleich anzusprechen. Ich achte sehr auf gesunde Ernährung, verzichte fast ausschließlich auf Zucker und koche immer frisch. Ich versuche mich mit Ausdauertraining fit zu halten und meine Energiebilanz im Blick zu haben. Ich bin der Überzeugung, dass mein Körper, wenn er keine Energie hat, um Zellen umzubauen, auch nichts wachsen lassen kann.

Ich liebe mein Leben, meine Kinder, Familie, meinen Garten, die Natur und versuche, regelmäßig in den Austausch mit Gott zu gehen. Im Krankenhaus habe ich mir einen Seelsorger bestellt. Es hilft ungemein zu reden.

Ich lebe und ich schätze das Leben so sehr! Und woher die Restkraft kommt – irgendwie aus meinem Inneren. Ich habe in mir ein Kraftwerk, das mich immer wieder aufstehen lässt, denn nachgeben kommt nicht in Frage.

Den Krebs kann ich nicht bestimmen, aber ich lasse mich auch nicht von ihm bestimmen.

Als ich 27 Jahre alt war, ertastete meine Frauenärztin im Dezember 2007 bei einer Routineuntersuchung einen Knubbel in meiner rechten Brust. Nach einer entsprechenden Ultraschalluntersuchung mit der Diagnose Zyste, war ich nicht weiter beunruhigt. Wir wollten erst einmal abwarten und ich sollte mich in drei Monaten wieder vorstellen.

Im Februar 2008 war der Knubbel schon größer und aus der anfänglich einen Zyste wurden mehrere. Ich sollte in sechs Monaten wiederkommen, weiter wurde nichts unternommen.

Da meine Frauenärztin mit diesem Befund nicht zufrieden war, überwies sie mich an das Brustzentrum. Auf einen Termin dort musste ich zehn Wochen warten, acht Wochen davon verbrachte ich auf einer Rucksacktour durch Asien.

Der Knubbel beschäftigte mich und ich war beunruhigt, da ich damit rechnete operiert werden zu müssen. Meine Mutter war vier Jahre zuvor an Krebs erkrankt, doch dass ich selbst betroffen sein könnte, kam mir nicht in den Sinn.

Der Knubbel wurde größer und zum Ende meiner Reise hatte ich bereits eine leichte Beule nach außen.

Nach meiner Rückkehr wurde eine Biopsie durchgeführt mit dem Ergebnis: schnell wachsender, bösartiger Tumor. Gut behandelbar und somit heilbar.

Ich rauschte durch die Termine, ohne wirklich zu begreifen, was hier passierte. Staging ohne weitere Befunde, ein schneller Start der Chemotherapie wurde empfohlen, Kinderwunschpraxis.

Mir wurde empfohlen, dass ich nach der Therapie, wenn ich einen Kinderwunsch hätte, für eine Eizellenspende ins europäische Ausland fahren könnte. Mit 27 Jahren und meiner Diagnose kam mir das alles unendlich weit weg vor.

Ich habe nur noch funktioniert und darauf gewartet, dass sich etwas in mir ändern müsste. Ich habe meine Familie informiert und die wichtigsten Freunde angerufen. Ich war mit allen nochmal feiern, denn auf das Tanzen und Partys müsste ich mit dem Beginn der Chemotherapie erst einmal verzichten.

Ich wartete noch immer auf den Schalter, der sich umlegen würde. Das passierte nicht, ich war immer noch ich und fühlte mich nicht anders.

Ich bekam 6x Chemotherapie und wurde anschließend brusterhaltend operiert. Schon nach der 4. Chemo war der Tumor nicht mehr sichtbar. Als die Haare begannen auszufallen, habe ich mir mit einer Freundin Mut angetrunken und dann hat sie zum Rasierer gegriffen. Es war ein Gefühl von Schmerz über den Verlust, aber gleichzeitig auch Erleichterung.

Im Nachhinein betrachtet habe ich alles gut vertragen. Von jeder Chemo wurde ich von meinem Vater abgeholt und war für ein paar Tage bei meinen Eltern. Eine Katze zog bei mir ein, Klee, meine Anti-Krebs-Katze.

Aufgrund meiner frühen Erkrankung und der Diagnose meiner Mutter waren wir beide gemeinsam in der Charité für eine genetische Beratung. Mir wurde ein Wiedererkrankungsrisiko von 66 % ausgerechnet, sollte sich ein Gendefekt herausstellen, läge das Risiko bei 80 %. Lange haben meine Mutter und ich überlegt, ob wir uns testen lassen sollten und uns schließlich dagegen entschieden. Ich war 28 Jahre alt, hatte gerade die Chemotherapie hinter mir, ich wollte leben und nicht an ein potenzielles Wiedererkrankungsrisiko denken und was ich mit der Information über einen Gendefekt machen sollte. Würde ich mit dieser Information einen Partner finden, würde ich Kinder haben? Kann eine Partnerschaft das aushalten? Könnte ich das aushalten?

Ich wollte lieber unwissend weiterleben.

Kerstin, 41 Jahre

*»Ich lerne geduldig zu sein.
Mit mir und meinem
Körper und freue mich,
dass meine Haare
wieder anfangen
zu wachsen.«*

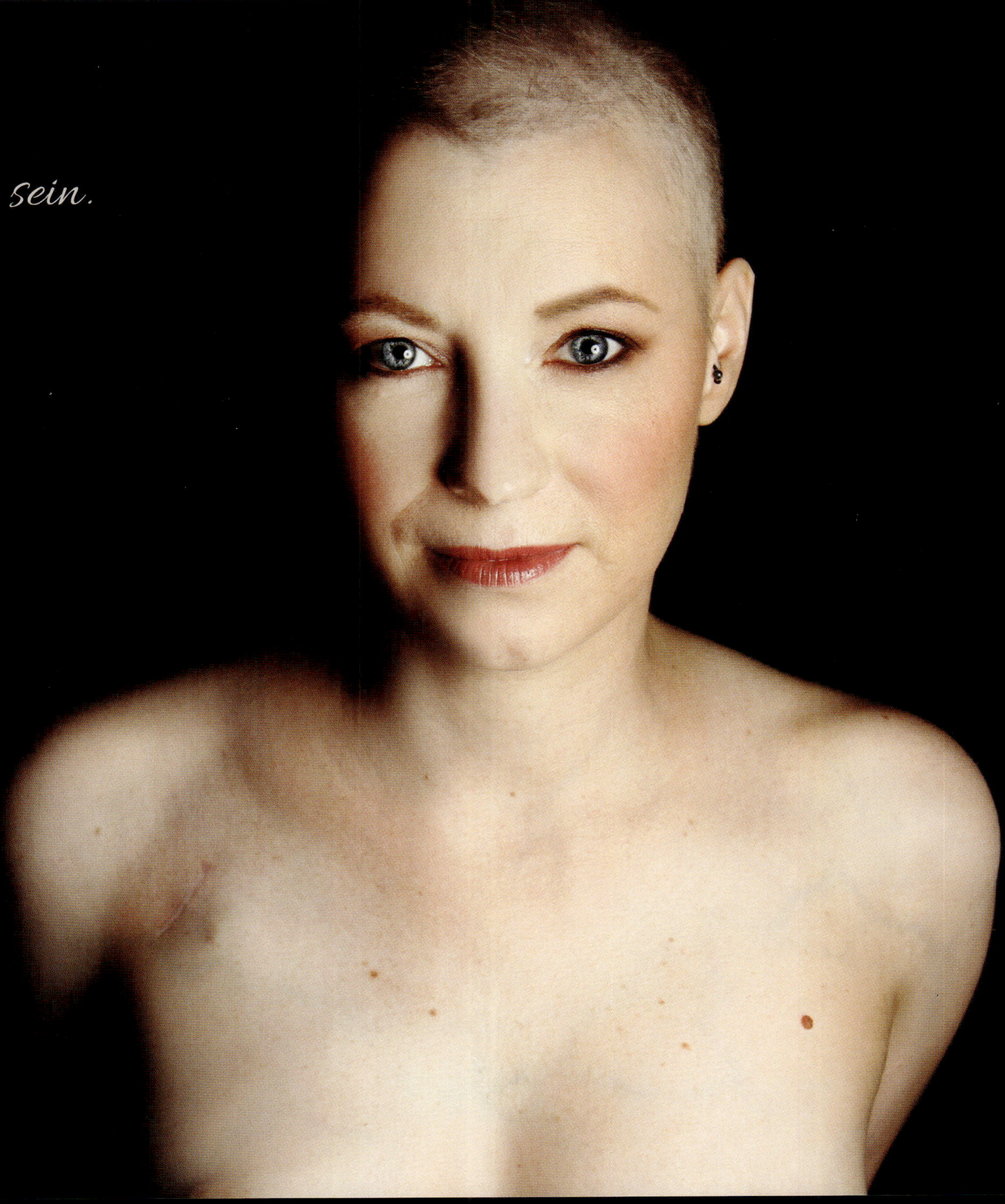

Kerstin, 41 Jahre

»Ich habe akzeptiert, dass ich nicht immer stark sein kann und es auch nicht sein muss.«

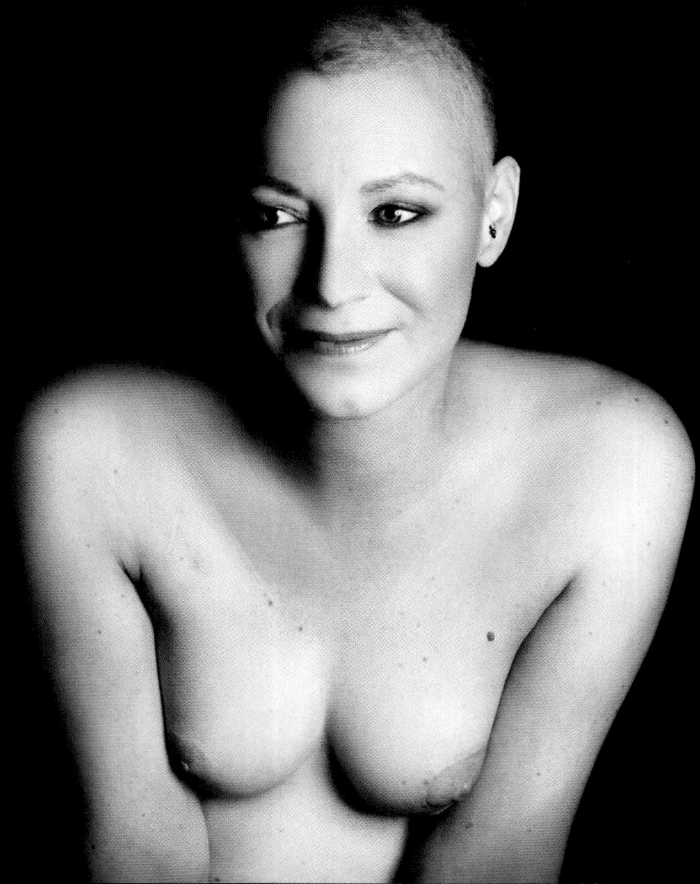

In den zwölf Jahren, die danach kamen, genoss ich mein Leben, lernte meinen Mann kennen, bekam zwei wundervolle Töchter und zog mit meiner Familie in eine Doppelhaushälfte. In der 2. Elternzeit waren wir gemeinsam für einen Monat in Thailand. Ich arbeitete viel und gerne, ernährte mich gesund, war sportlich aktiv.

Natürlich war ich während dieser Zeit auch bei den Vorsorgeuntersuchungen, und doch war der Krebs kein Thema, vor dem ich mich fürchtete.

Im Jahr 2018 nahm ich beruflich eine neue Herausforderung an, ein neues, großes Aufgabengebiet. Es gab Abgabefristen einzuhalten, was oft dazu führte, dass ich länger arbeiten musste.

Mit dem Lockdown 2020 arbeitete ich noch mehr, gefühlt von morgens 6.30 Uhr bis abends 22 Uhr, immer wieder unterbrochen durch die Kinder. Dank moderner Technik im Home-Office war ich jederzeit erreichbar und mein Job, den ich wirklich gerne machte, wurde immer stressiger.

Im November 2020 habe ich einen Knoten in meiner linken Brust ertastet. Im Gegensatz zu meiner ersten Erkrankung war mir diesmal bewusst, um was es sich handelt. Ich ging zu meiner Frauenärztin und hoffte dieses Mal, ohne eine Chemo therapiert zu werden.

Es handelte sich jedoch um einen triple-negativ Tumor und so wurde 8x Chemotherapie geplant. Als das Testergebnis des Gendefekts kam, welches positiv war, wurde auf 16x Chemotherapie umgestellt.

Nachdem ich 15 davon geschafft hatte und mich einigermaßen gut fühlte, nahm ich eine Woche Urlaub von der Therapie. Ich wollte mich erholen. Der Blick in den Spiegel ließ mich oft schaudern, ich sah aufgedunsen aus, hatte keine Haare, keine Augenbrauen und Wimpern. Mich plagten Knochen- und Gelenkschmerzen, ich fühlte mich kraftlos. Die Unabhängigkeit, die mir sehr wichtig war, aufzugeben und auf die Hilfe meiner Familie angewiesen zu sein, empfand ich als sehr belastend.

Ich fuhr nach dieser Woche zuversichtlich in die Klinik und wurde aufgrund schlechter Blutwerte wieder nach Hause geschickt. Das war schwer für mich, ich fühlte mich, als hätte ich versagt und die Therapie nicht erfolgreich beendet. Dabei war mir klar, dass durch die bevorstehende Mastektomie, zu der mir aufgrund des Gendefektes geraten wurde, alles noch vorhandene Gewebe entfernt werden würde. Ich habe einige Zeit gebraucht, um das zu akzeptieren.

Körperlich betrachtet habe ich auch diese Chemotherapie gut vertragen, die seelischen Wunden werden noch Zeit für die Heilung brauchen. Ich lerne geduldig zu sein. Mit mir und meinem Körper und freue mich, dass meine Haare wieder anfangen zu wachsen.

Aktuell befinde ich mich in der Reha und genieße die Zeit für mich allein und mit anderen Betroffenen. Um meine Familie und Freunde zu schützen, versuchte ich stark zu sein. Auf die Frage „Wie geht es dir" habe ich oft ausweichend geantwortet, ich wusste es selbst nicht und konnte meinen Zustand kaum in Worte fassen. Unter anderen Betroffenen ist es nicht nötig zu erklären, ich werde verstanden und das tut gut und war sehr notwendig für meine Heilung.

Nach der Reha werde ich mich von meinen Brüsten verabschieden müssen und fühle mich damit sehr gespalten. Ich mag meine Brüste und bin auch irgendwie froh sie gehen zu lassen.

Mein Körper hat viel geleistet in den letzten Jahren und ich bin stolz auf ihn. Zwei Chemotherapien, zwei Kinder, die ich beide mit nur einer Brust gestillt habe, da die bereits operierte nicht mehr konnte – mein Körper und ich haben einiges erlebt.

Ich war schon immer ein positiver Mensch. Ich mochte mein Leben vor der Diagnose, zwischen den beiden Erkrankungen und ich freue mich auf das Ende der Therapie und den Neustart. Ich möchte das Leben genießen, nichts mehr aufschieben, mit meiner Familie reisen, einen Halbmarathon im nächsten Jahr laufen.

Bewegung hat mir immer gutgetan und war meine Waffe gegen alle Nebenwirkungen. In dem halben Jahr der Chemotherapie bin ich über 700 km spazieren gegangen. Das hat mir sehr geholfen.

Auch der Austausch mit anderen Betroffenen war mir immer wichtig. In einer Zeit, da wir durch die äußeren Umstände sehr isoliert gelebt haben, habe ich mich über Instagram vernetzt und Podcasts gehört zum Thema Brustkrebs. Besonders „Das Buusenkollektiv" und „2Frauen 2Brüste" haben mir sehr geholfen.

Ich habe akzeptiert, dass ich nicht immer stark sein kann und es auch nicht sein muss. Ich nehme mir die Zeit, die ich brauche, um meine Akkus aufzufüllen und Kraft zu tanken. Auch hier in der Reha geht das Leben weiter und ich fahre voller Vorfreude mit so etwas wie einer Frisur wieder nach Hause zu meiner Familie.

Mit 31 Jahren habe ich einen Knoten in meiner Brust ertastet. Ich habe mir nicht viel dabei gedacht in meinem Alter und bin erst zum nächsten regulären Termin zur Frauenärztin gegangen. Diese hat den Knoten ebenfalls erfühlt und sofort eine Abklärung eingeleitet.

Ich bin selbst Ärztin und hatte in den Monaten vorher unglaublich viel Stress. Mein Exmann und ich haben uns nach einigen Ehejahren getrennt. Es war so viel passiert, ich fühlte mich verraten und emotional so tief verletzt wie nie zuvor in meinem Leben. Da wir kurz vorher ein Haus gekauft hatten und kein passendes Angebot für einen Verkauf bekamen, mussten wir weiterhin gemeinsam darin wohnen. Als Ärztin im Krankenhaus hatte ich zudem einen sehr stressigen Job mit regelmäßigen Extremsituationen, 24h-Schichten, Wochenend- und Nachtdiensten. Ich versuchte mir regelmäßig Zeit für mich zu nehmen, was mal besser und mal schlechter funktionierte.

Ungefähr drei Monate vor der Diagnosestellung, 18 Monate nach der Trennung von meinem Exmann, lernte ich meinen heutigen Partner kennen. Für uns beide war klar, dass er an meiner Seite bleibt. Es fühlte sich an wie eine Belohnung für all die schrecklichen vorherigen Monate im Chaos und ich fühlte mich auf Händen getragen und in Sicherheit.

Als ich die Diagnose „hoch aggressives triple-negatives Mammakarzinom rechts" bekam, wurde mir der Boden unter den Füßen weggezogen. Von einer Sekunde auf die andere hat meine Welt aufgehört sich zu drehen, tausend Dinge sind auf mich eingestürzt. Ich musste unzählige Untersuchungen über mich ergehen lassen und mich mit der Frage nach einem Kinderwunsch auseinandersetzen. Hals über Kopf entschied ich mich für eine Hormonbehandlung, Spritzen, eine OP und hatte drei Wochen später eine Eizelle für viel Geld auf Eis gelegt, so dass die Chemotherapie beginnen konnte. Meine Eierstöcke wurden monatlich mit Hormonspritzen postmenopausal gespritzt, ich hatte die Wechseljahre im Schnelldurchlauf, Schlafstörungen und Hitzewallungen.

Da meine Art von Tumor auf Hormonbehandlungen nicht reagiert, bekam ich eine neoadjuvante Chemotherapie in der Hoffnung den Tumor so vor der Operation zu verkleinern. Ich nahm an einer Studie teil, in der ich statt der Standarttherapie mit Carboplatin einen neuen Antikörper erhielt.

Die Nebenwirkungen waren enorm, ich hatte schwere Gefühlsstörungen in den Fingern, die Haare fielen mir aus, ich zitterte vor Kälte, vor Hitze, konnte nicht aufhören zu weinen. Drei Tage später konnte ich mich kaum noch bewegen und kam ins Krankenhaus. Es war kurz vor Weihnachten und ich hatte eine ausgeprägte Fatigue. Den Begriff kannte ich als Ärztin, jetzt wusste ich, wie intensiv sich solch ein Erschöpfungszustand von der anderen Seite anfühlte. Ich war nicht in der Lage, meine Arme und Beine zu bewegen, mir fehlte einfach die Kraft dazu. Nach zehn Tagen, in denen nichts passierte, ging es mir besser und ich konnte Weihnachten und Silvester zuhause verbringen.

Ein anderes Mal bekam ich Fieber und Husten und musste

Kristin, 34 Jahre alt

*»Ich lerne geduldig zu sein.
Mit mir und meinem
Körper und freue mich,
dass meine Haare
wieder anfangen
zu wachsen.«*

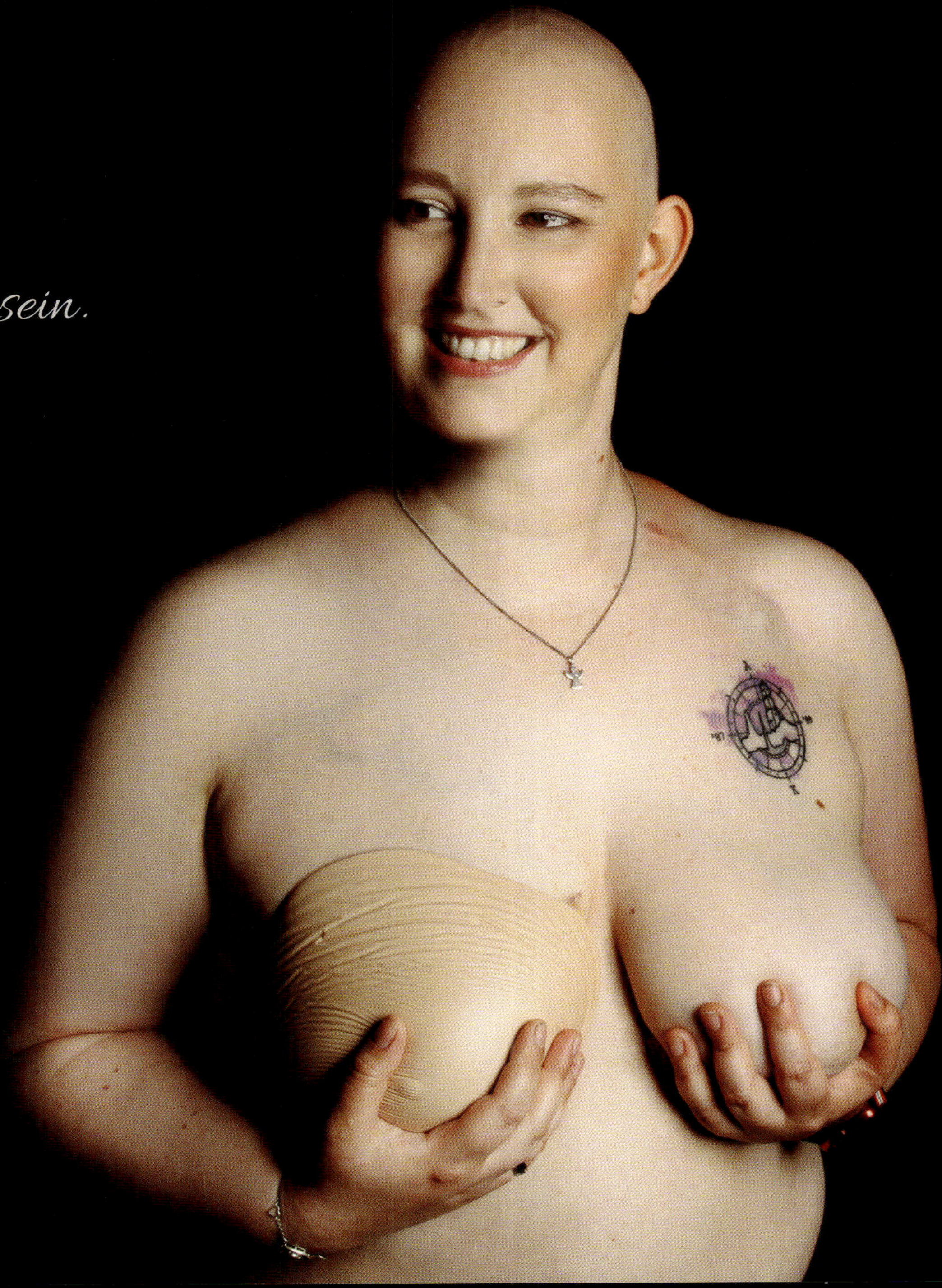

Kristin, 34 Jahre

»Ich habe akzeptiert, dass ich nicht immer stark sein kann und es auch nicht sein muss.«

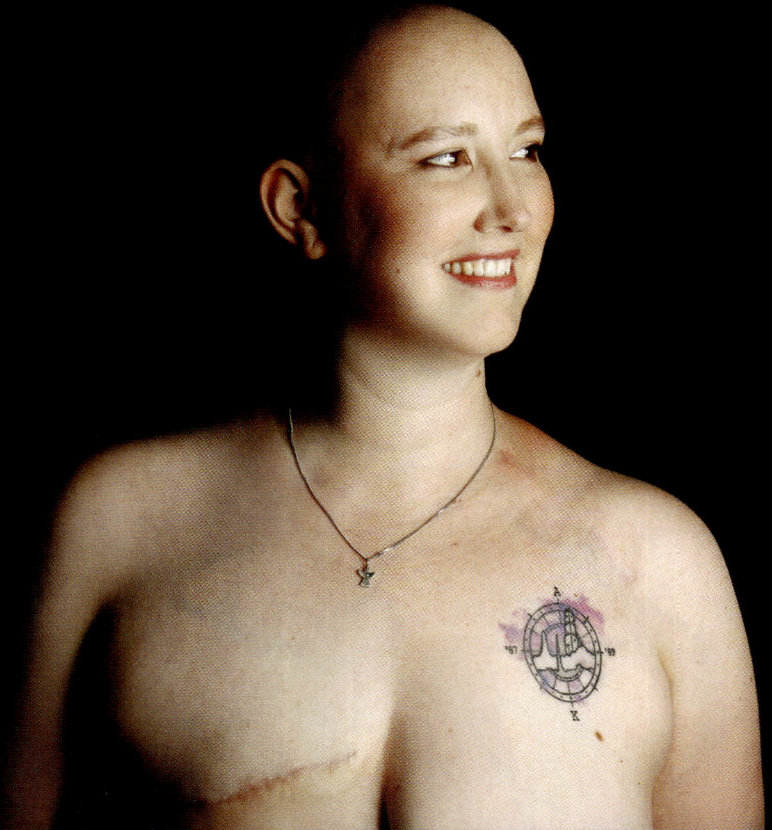

wieder ins Krankenhaus. Meine Lunge wurde nicht untersucht und ich fühlte mich auf dem Krankenhausflur allein gelassen. Es wurden Blutkulturen entnommen, eine aus dem Port und eine unter sehr schlechten hygienischen Bedingungen aus dem Arm. Eine dieser Proben war auffällig, woraufhin mir der Port entfernt und die Chemotherapie abgebrochen werden sollte. Ich bestand darauf die Ergebnisse zu sehen

und verweigerte mich vorerst. Zwei Stunden vor der geplanten OP sah die ich Laborergebnisse: die Blutkultur aus dem Port war unauffällig, so dass die OP abgesagt wurde, der Port bleiben konnte und ich aus dem Krankenhaus entlassen wurde.

Nach dem Abschluss der Chemotherapie wurde ich operiert, bekam einen Kompressions-BH, ging nach drei Tagen nach Hause und wartete auf das Ergebnis. Nachdem ich zwei Wochen später noch immer nichts gehört hatte, rief mich ein Arzt an und erklärte mir, dass in den Tumor geschnitten wurde und ich noch einmal operiert werden müsste, da noch zu viele lebendige Zellen nachweisbar gewesen wären.

Die Nachoperation verlief wie geplant, der Rest konnte entfernt werden und ich war bald wieder zu Hause. Die weitere Behandlungsweise war fraglich, ich sollte zu vielen Gesprächen und wurde in der Krankenhaushierarchie immer weiter nach unten geschickt. Ich verbrachte Stunden wartend auf Krankenhausfluren und die für mich zuständige Oberärztin meidete den Kontakt zu mir.

Selbst als Ärztin hatte ich häufig das Gefühl, nicht richtig aufgeklärt zu werden und fühlte mich mitunter als Studienobjekt. Ich war erschrocken von der Inkompetenz mancher Kollegen, fachlich, aber vor allem menschlich!

Das änderte sich erst, als ich zur Bestrahlung an ein anderes Krankenhaus wechselte.

Hier fühlte ich mich ernst genommen, es wurde ehrlich kommuniziert und mit mir gemeinsam ein Therapiekonzept erarbeitet. Eine Woche später begann die Bestrahlung, anschließend eine Chemotherapie in Tablettenform. Begleitend zu dieser Behandlung besuchte ich die naturheilkundliche Tagesklinik. Ich war als Schulmedizinerin erst einmal skeptisch, doch das Konzept hat mich absolut überzeugt und am Ende war es das, woraus ich den meisten Nutzen gezogen habe. Die Nebenwirkungen, wie Erschöpfung und Schwindel, ließen sich wesentlich leichter ertragen. Nach der Anschlussheilbehandlung auf Borkum, wo ich mich erholen konnte, begann ich mit der Wiedereingliederung in den Beruf.

Nach kurzer Zeit bekam immer stärker werdende Rückenschmerzen und ließ aufgrund meiner Vorgeschichte ein MRT der Wirbelsäule machen. Es wurde ein Bruch festgestellt. Um auszuschließen, dass es sich um eine Metastase handelte, wurde ein PET-CT gemacht. Es handelte sich nicht um eine Metastase, allerdings zeigte sich ein Lokalrezidiv in der Brust und drei befallene Lymphknoten.

Ich beendete meine Wiedereingliederung und begab mich ins Krankenhaus für eine Operation, in der mir meine rechte Brust komplett abgenommen und die axillären Lymphknoten entfernt wurden. Direkt darauf folgte die Chemotherapie. Begleitend nutzte ich wieder das Angebot der Tagesklinik und habe das Selbstexperiment gemacht: 1. Chemodosis ohne Naturheilkunde, 2. Chemodosis mit Hilfsmitteln und Akupunktur. Das war ein großer Unterschied! Die Gefühlsstörungen und die Fatigue waren viel geringer.

Ich habe heute meine Chemotherapie hinter mir und mein Körper ist nach 2 Jahren Krebstherapie sehr geschwächt, dennoch bin ich zuversichtlich, dass ich mit der Zeit zu meiner alten körperlichen Stärke zurückfinden kann. Bereits in der Zeit nach der Trennung von meinem Exmann habe ich gelernt, mich wieder selbst zu lieben, habe erfahren, dass ich geliebt werde und zu einer Stärke gefunden, die durch den Krankheitsverlauf um ein Vielfaches gewachsen ist. Natürlich hat sich mein Körper verändert, ich habe viele Narben, meine rechte Brust wurde entfernt und doch trage ich alle diese sichtbaren Zeichen mit Stolz, denn darin zeigt sich, welchen Weg ich gegangen bin und was ich geschafft habe hinter mir zu lassen.

Durch das Cortison habe ich stark zugenommen, das stört mich, es wird das nächste Ziel sein, das ich mir setze. Mein Partner und ich haben unsere Ernährung umgestellt, wir kochen gesund und frisch. Auf den Rat einer Ärztin aus der naturheilkundlichen Klinik haben wir uns um die Tage der Chemotherapie vegan ernährt, wodurch ich die Nebenwirkungen wesentlich besser vertragen habe. Das wollen wir so beibehalten. Ich habe Entspannungstechniken wie Chi Gong und Meditation kennengelernt, mein Ziel ist es auch das in meinen Alltag zu integrieren.

Kristin, 34 Jahre alt

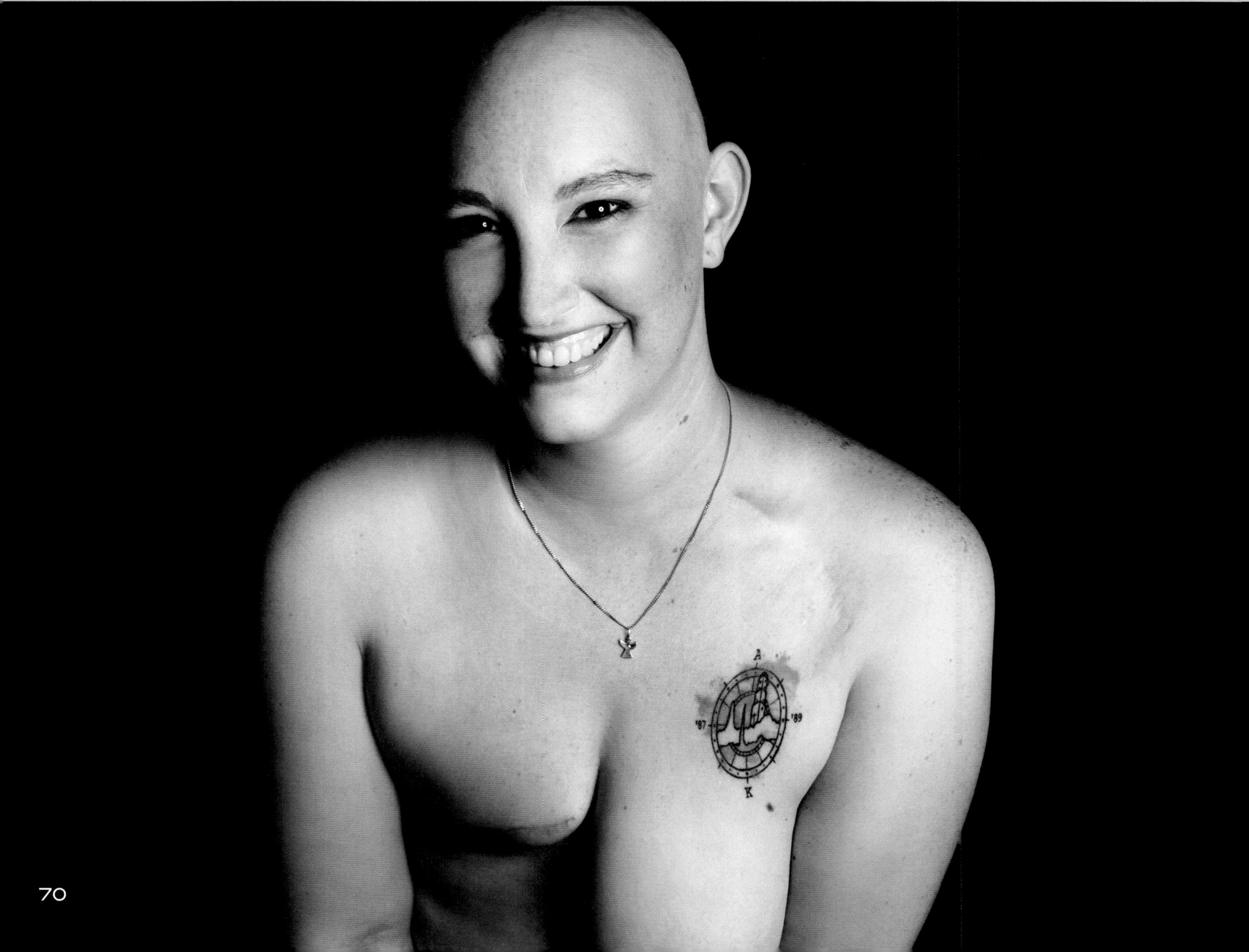

»Ich bin grundsätzlich ruhiger geworden, in mir ruhender. Ich schiebe Dinge nicht mehr auf, sondern tue das, was mir am Herzen liegt, gleich.«

Ich bin grundsätzlich ruhiger geworden, in mir ruhender. Ich schiebe Dinge nicht mehr auf, sondern tue das, was mir am Herzen liegt, gleich. So habe ich mit dem Reiten wieder angefangen, nehme mir Zeit für meinen Garten und habe große Freude daran. Ich habe auch gelernt Grenzen zu ziehen und „Nein" zu sagen. Insgesamt habe ich bei all den Verlusten der letzten Jahre so viel gewonnen und bin froh die zu sein, die ich heute bin. Und wenn mich doch mal wieder ein Tief überkommt, denke ich an all die schönen Dinge, die ich erleben durfte: Ich habe einen großartigen Mann an meiner Seite, der mich einfach liebt, eine liebevolle Familie, wertvolle Freunde. Ich habe während der Therapie meine Facharztprüfung bestanden und ein Haus renoviert. Ich bin einfach stolz und glücklich! Ich freue mich auf das Leben, das noch vor mir liegt. Ich möchte so viel von der Welt sehen, mein Partner und ich möchten heiraten und im Alltag miteinander sein. Ich möchte Zeit mit meiner Familie und meinen Freunden verbringen, das Leben mit meinen Tieren genießen und meine Träume leben. Ich freue mich darauf bald in einer neuen Arztpraxis zu arbeiten und Teil eines Teams zu sein. Und ich möchte gerne den Menschen etwas zurückgeben, die so viel für mich da waren!

Als ich meine Diagnose im Jahr 2017 erhalten habe, war ich 28 Jahre alt und lebte seit drei Jahren in einer Partnerschaft mit meiner Frau. Rückblickend würde ich sagen, dass wir uns in einer der glücklichsten Phasen unseres Lebens befanden, denn wir waren gerade in unser neues Haus eingezogen und blickten voller Lebensfreude in die Zukunft.

Es ging in meinem Leben nicht immer alles so leicht, wie zu dieser Zeit. Mit 14 Jahren habe ich festgestellt, dass ich homosexuell bin. Ich trug meine Haare gern kurz und liebte weite Klamotten. Das entsprach in der Öffentlichkeit nicht dem gängigen Frauenbild und viele hielten mich für einen Jungen. Ich fühlte mich deswegen oft verletzt und verunsichert. Ich beschloss meine Haare wachsen zu lassen und wurde gleich anders betrachtet, sogar die sportlichen Klamotten wurden egal. Durch dieses Selbstexperiment konnte ich erkennen, dass diese Wahrnehmung nicht an mir lag, sondern an den anderen. Dennoch musste ich mir Körperzufriedenheit, Selbstvertrauen und Akzeptanz schwer erkämpfen.

Den Knoten in meiner Brust hatte ich selbst ertastet und daraufhin einen Arzt aufgesucht. Als die Diagnose kam, fühlte ich mich verraten und voller Wut. Ich war wütend auf die Krankheit, die meinem Vater erst drei Jahre zuvor das Leben gekostet hatte. Ich hatte Angst und fühlte mich wie gelähmt. Meine Gedanken kreisten nur um die Frage, ob ich jetzt sterben müsse. Nach einigen Arztterminen fasste ich Mut, ich wollte kämpfen. Auch wenn ich meinen Vater sehr vermisste, er würde noch auf mich warten müssen.

Zu dieser Zeit sprachen wir oft über die Krankheit. Das tat mir gut, erinnerte mich aber auch jedes Mal daran, dass ich diesmal die Patientin war. Meiner Mutter konnte ich es nicht sagen und bat meine Partnerin darum.

Ich steckte meine gesamte Energie und Kraft in meinen mir bevorstehenden Weg.

Nachdem ich die Operationen mit Mastektomie, zwei Chemotherapien und die Bestrahlung hinter mir hatte, fühlte ich mich ausgelaugt und schwach. Ich hatte alles getan, um der Krankheit die Stirn zu bieten und war nun krebsfrei. Doch die Angst vor einem Rezidiv blieb. Ich konnte mich nicht im Spiegel betrachten, ich wollte mich nicht sehen, mich nicht unvollständig fühlen. Berührungen fielen mir schwer. Meine Partnerin war zu dieser Zeit eine große Stütze und ist es immer noch. Sie nahm mich in den Arm, wenn ich vor dem Spiegel weinte und gab mir das Gefühl für sie trotz allem noch der gleiche Mensch zu sein. Wir hatten vor meiner Erkrankung schon eine wundervolle Beziehung, vertrauten uns blind und verstanden einander ohne Worte. Der Krebs aber vertiefte unsere Verbundenheit nochmal um ein Vielfaches.

Das Beste, was diese Krankheit für mich zu bieten hatte, war die Freundschaft zu einem jungen Mann, den ich auf der Reha kennenlernte. Eine Freundschaft unter „Gleichgesinnten" ist etwas ganz Besonderes. Niemand muss sich erklären. Man fühlt das Gleiche. Durch ihn hatte ich das Glück, an

Luisa, 33 Jahre

»Abschließend bin ich dankbar für das größte Geschenk in meinem Leben: Zeit!«

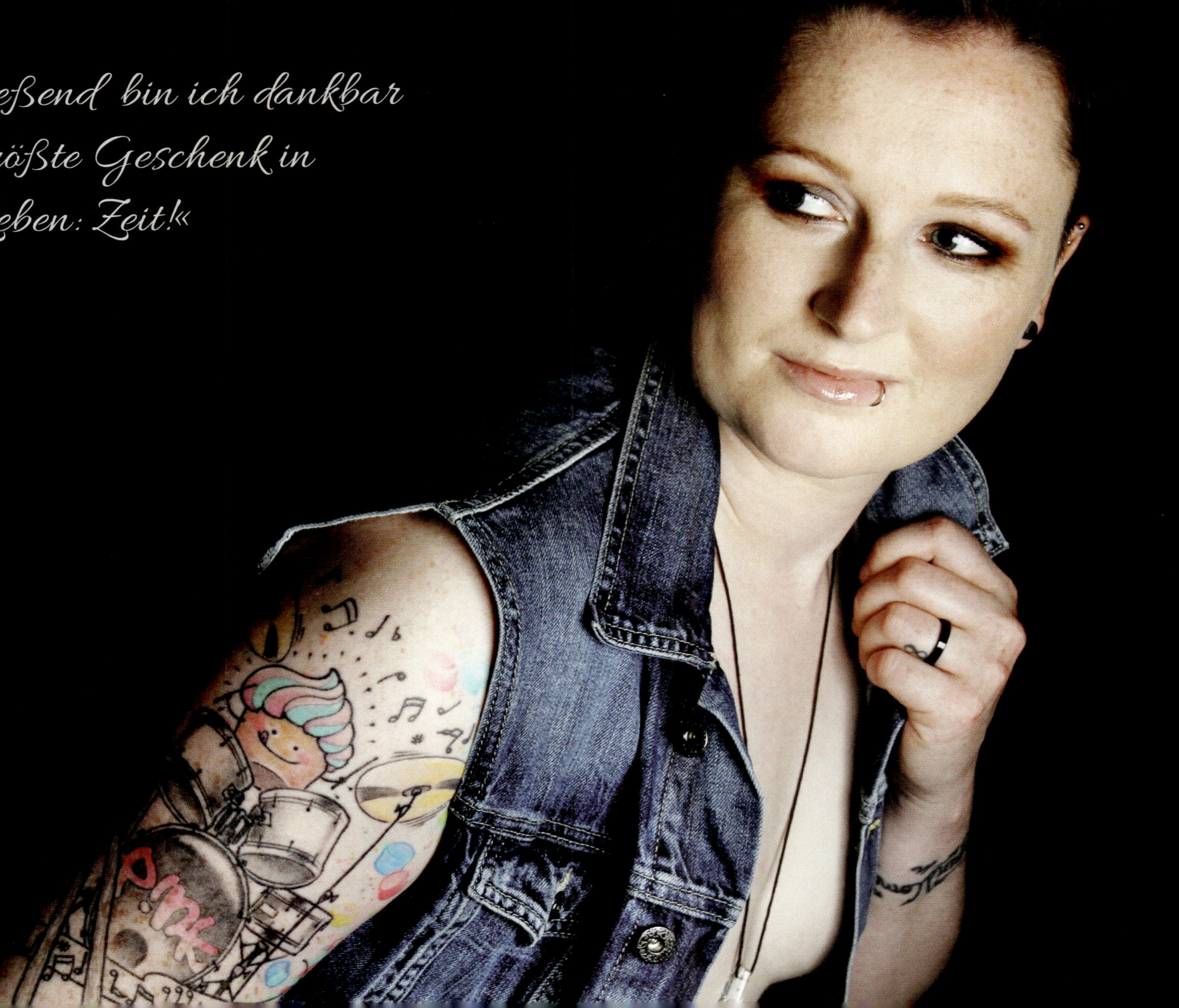

»Auch innerlich hat die Krankheit mich verändert. Ich habe gelernt wichtige und unwichtige Dinge besser voneinander zu trennen.«

einem speziellen Vortrag zum Thema „Brustrekonstruktionen" teilnehmen zu können. Ein Aufbau war bei mir bis dahin nicht möglich, da zwischen der letzten Therapie und einer solchen Operation mindestens ein Jahr liegen sollte. Meine Haut war von der Bestrahlung angegriffen. Das Risiko war groß, dass durch das Einsetzen von Silikonimplantaten die Haut reißen würde.

Auf diesem Vortrag hörte ich zum ersten Mal etwas über die sogenannte DIEP-Flap Methode und so ließ ich mich im Januar 2020 von einem sehr erfahrenen Spezialisten in Schwerin operieren.

Heute geht es mir mit meiner neuen Brust wieder gut. Meine Kondition hat durch die letzten Monate etwas gelitten und manchmal lässt auch meine Konzentration schnell nach, aber ich kann mich in der Schwimmhalle oder in Fitnessstudio wieder ohne Scham vor anderen Frauen umziehen und meine eigenen BHs tragen. Ich benötige keine Epithese mehr, die Hautirritationen und Schmerzen verursacht. Ich bin sehr stolz auf das Ergebnis der Rekonstruktion und sehe meine Narben als ein Zeichen meiner Stärke.

Auch innerlich hat die Krankheit mich verändert. Ich habe gelernt wichtige und unwichtige Dinge besser voneinander zu trennen. Ich habe Freunde verloren, aber auch wertvolle Menschen gewonnen. Ich spiele Schlagzeug und habe einen Hund. Ein Tier ist in einer solch schweren Zeit Balsam für die Seele. Meine persönlichen Glücksmomente schaffe ich mir nicht künstlich, sie entstehen von selbst – jeden Tag. Abschließend ich bin dankbar für das größte Geschenk in meinem Leben: Zeit!

Meine Krebserkrankung war ein großer Einschnitt in meinem Leben. Sie hat mir das Gefühl der Weiblichkeit geraubt. Das Fotoshooting war für mich ein Türöffner für mein sich langsam wiederaufbauendes Selbstwertgefühl, für Selbstliebe und Zuversicht.

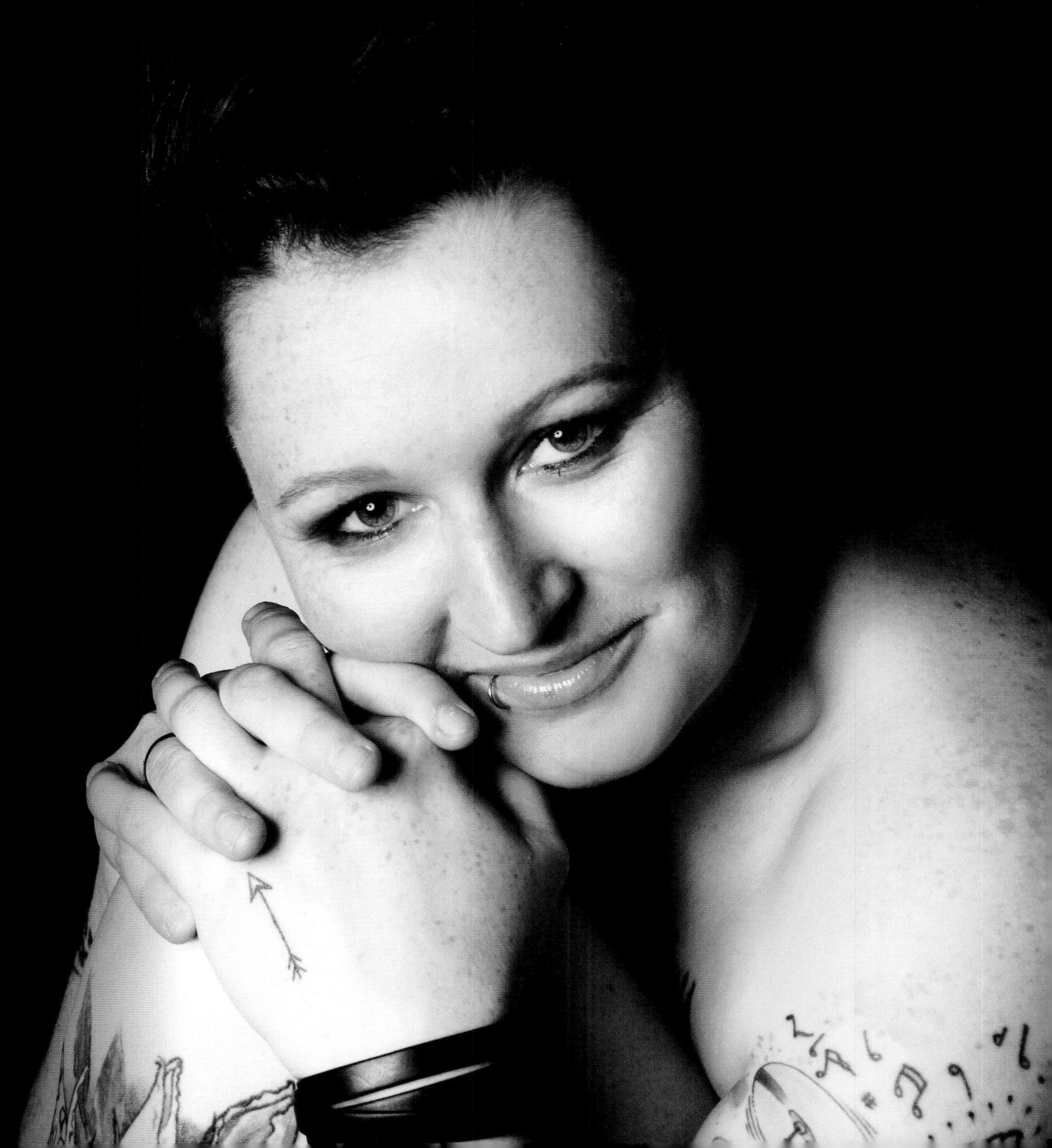

»Jetzt lebe ich viel bewusster, ich schätze mich selbst mehr, mag meinen Körper wieder.«

Ich war 48 Jahre alt, als ich merkte, dass mit meinem Körper etwas nicht stimmte. Es war Sommer und ich hatte eine harte Zeit hinter mir. Meine Tochter war gerade 12 Jahre alt geworden und ich lebte in einer Beziehung mit einem Mann, die nicht mehr harmonisch und liebevoll war. Ein Jahr zuvor hatte ich meine Tante an den Krebs verloren, nachdem ich sie zwei Jahre gepflegt hatte. Ich kam nie zur Ruhe, pendelte ständig zwischen zwei Haushalten, Kind, Garten, Tiere – nur ich kam in dieser Prioritätenliste zu weit hinten.

Als ich einen unangenehmen Geruch, der von meiner Brust auszugehen schien, wahrnahm, war ich zunächst irritiert. Ich konnte keinen Tumor ertasten und schob es auf eine hormonelle Schwankung. Als kurze Zeit später jedoch die Brustwarze zu bluten begann, war ich alarmiert und suchte einen Arzt auf. Es war so viel Blut, dass ich Stilleinlagen benutzen musste. Auf dem Ultraschall und in der Mammografie konnte mein Frauenarzt jedoch keine Auffälligkeiten erkennen, es folgte eine wochenlange Ungewissheit, die mich emotional sehr forderte. Ich suchte schließlich ein Brustzentrum in Berlin auf, um eine Zweitmeinung einzuholen. Kurz vor Weihnachten kam die Gewissheit: Ich hatte Brustkrebs.

Es folgten Wochen, in denen ich mich hin- und hergerissen fühlte. Meine andere Brust wies ebenfalls Auffälligkeiten auf, die sich glücklicherweise als Zysten herausstellten. Jeder Arztbesuch brachte eine neue Überraschung.

Im Nachhinein würde ich sagen, die Diagnose traf meine Tochter und meine Mutter noch härter als mich, so dass ich, obwohl es eigentlich um mich und meinen Körper ging, immer Trost spenden musste. Glücklicherweise hatte ich aber auch Menschen, mit denen ich reden und bei denen ich weinen konnte.

MARTINA, 51 JAHRE

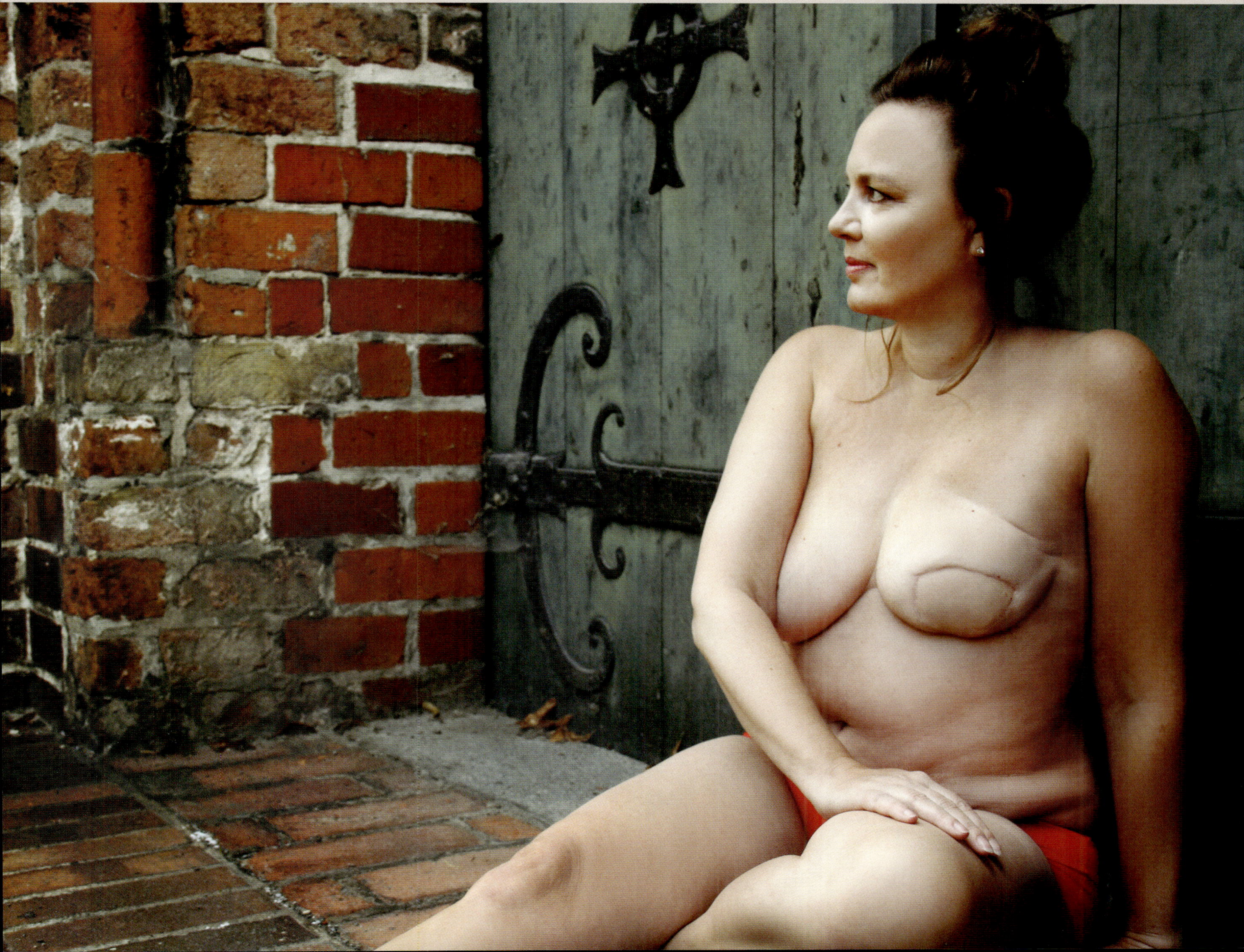

Martina, 51 Jahre alt

»Abschließend kann ich sagen, dass der Krebs mich stärker gemacht hat.«

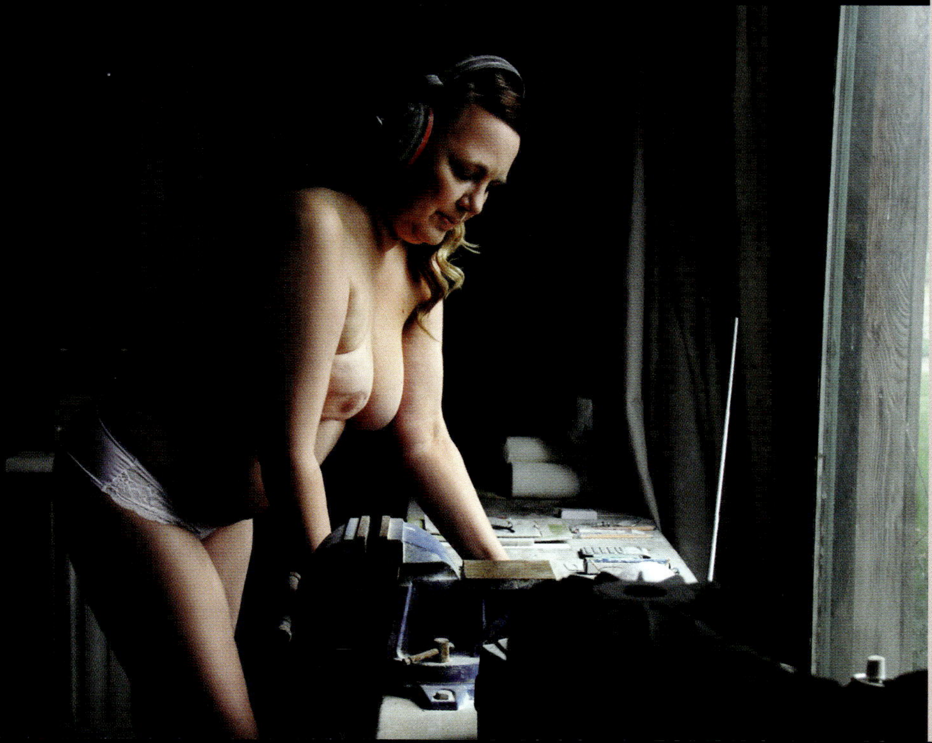

Mein Brustkrebs war hormonbedingt und relativ gut behandelbar, die Heilungschancen standen gut. Eine Chemotherapie brauchte ich nicht, dafür musste mir die ganze Brust abgenommen werden. Das fiel mir unglaublich schwer, denn ich mochte meine Brüste. Ich fühlte mich als müsste ich meine Brust für mein Leben eintauschen.

Im Februar wurde mir in einer Operation die Brust abgenommen und wieder aufgebaut, wobei mir versehentlich ein zu großes Implantat eingesetzt wurde, so dass ich schlimme Schmerzen hatte und mich kaum bewegen konnte.

Schon kurz nach der Operation entzündete sich meine neue Brust, ich brauchte für jede kleine Bewegung Hilfe. Es war eine furchtbare Zeit. Nachdem die Wunde abgeheilt war und der Schorf sich gelöst hatte, sah ich eine offene Narbe, ich konnte direkt auf das Implantat schauen.

Im Mai desselben Jahres wurde in einer weiteren Operation das Silikonkissen durch ein kleineres ersetzt, aber auch danach ging es mir nicht viel besser. Ich konnte den Arm nicht heben, litt unter starken Schmerzen im Brustmuskel. Ich konnte mich im Spiegel kaum betrachten, war immer wieder auf die Hilfe von Familie und Freunden angewiesen, konnte nicht duschen und fragte mich, ob ich mich selbst jemals wieder schön finden würde. Nach zwei Jahren Physiotherapie und mehrmals in der Woche Lymphdrainage, spürte ich noch immer bei jeder Bewegung das Implantat, es war dauerhaft präsent.

Auf Anraten meines Arztes informierte ich mich über den Aufbau mit Eigengewebe. Ich wollte den Fremdkörper Silikon nicht mehr in mir haben. Ich hatte große Angst vor weiteren Schmerzen und auch vor weiteren Narben, die ich durch eine solche Operation auch im Bauchraum haben würde. Aber ich war bereit dieses Risiko einzugehen, um danach ein normales Leben führen zu können.

Als ich nach der Operation erwachte, war mein erster Gedanke, dass ich die Brust nicht spürte. Ich fühlte mich unglaublich erleichtert, ich hatte keine Schmerzen! Es war ein so befreiendes Gefühl, kein Fremdkörper war in mir. Ich kann jetzt sagen, dass die Entscheidung, mich noch einmal operieren zu lassen, um meine Brust mit Eigengewebe aufzubauen, die beste Entscheidung war, die ich treffen konnte! Ich fühle mich wieder als Frau, die Brust fühlt sich an, wie eine Brust sich anfühlt. Normalerweise haben wir Frauen Brüste, die wir nicht permanent merken, sie sind da und in manchen Momenten recht präsent, aber in unserem Alltag vergessen wir sie oft.

Jetzt lebe ich viel bewusster, ich schätze mich selbst mehr, mag meinen Körper wieder. Vor kurzem habe ich mir eine Brustwarze tätowieren lassen, das Ergebnis ist so plastisch und wunderbar, ich bin glücklich mit mir.

Natürlich kämpfe ich auch an manchen Tagen mit den Nebenwirkungen der Antihormontherapie, ich habe etliche Kilos an Gewicht zugenommen, fühle mich schnell erschöpft, aber ich habe gelernt auf meinen Körper zu hören. Wenn ich mittags müde bin, gönne ich mir eine Ruhepause. Ich tue Dinge, die ich mag, gleich und schiebe sie nicht auf.

Ich habe Energieräuber aus meinem Leben verbannt, mein Freundeskreis ist klein, aber er besteht nur aus Menschen, die mir guttun. Ich feiere das Leben mit all seinen Facetten und genieße das, was es jetzt für mich bereithält.

Ich denke, jeder Krebs ist unglaublich schlimm. Brustkrebs ist für mich gefühlt noch etwas schlimmer, weil die Brust das Symbol der Weiblichkeit ist. Mir war es unglaublich wichtig eine Brust zu haben und ich hätte fast alles dafür getan. Es war ein weiter Weg bis hierher, aber ich bin froh ihn gegangen zu sein.

Für mich war das Fotoshooting das Beste, was mir hätte passieren können. Ich habe mich lange nicht so schön gefühlt wie auf den Bildern. Aus dem ersten Schritt mich zu zeigen, haben sich wundervolle Dinge ergeben: Interviews, Dreharbeiten und Zeitungsberichte. Dadurch habe ich gelernt zu mir zu stehen, mich anzunehmen. Und ich habe gelernt, dass ich auch anderen Frauen mit meinen Erfahrungen Türen öffnen kann, dass wir, egal was kommt, immer schön & stark sind! Aus diesem Gefühl heraus habe ich mit einer befreundeten und ebenfalls an Brustkrebs erkrankten Frau eine Selbsthilfegruppe aufgebaut. Wir treffen uns regelmäßig mit 10–15 Frauen für gemeinsame Aktivitäten, lachen, feiern das Leben und tauschen unsere Erfahrungen aus.

Abschließend kann ich sagen, dass der Krebs mich stärker gemacht hat. Ich kann jetzt nicht nur für mich einstehen, sondern auch anderen Frauen helfen ihren Weg zu finden.

Ich möchte gerne meine Geschichte erzählen. Die Gefahr dabei ist, dass ich wieder und wieder in die Falle nach der Frage was ich falsch gemacht habe, laufe. Was habe ich falsch gemacht und was mache ich jetzt richtiger?

Ich bin Inhaberin einer Physiotherapiepraxis, Mutter von zwei Kindern, lebe in einer liebevollen Partnerschaft. Ich bin sozial gut eingebunden, habe Freunde und Freude an meiner Arbeit.

Ich war zum Zeitpunkt der Diagnose 41 Jahre alt, ernährte mich gesund, fastete zweimal im Jahr, war Elternsprecherin der Schule meiner Tochter und hatte gerade eine Zusatzausbildung in Osteopathie begonnen. Mein Mann hielt mir den Rücken frei und ich unterstütze ihn, wo ich konnte. Zusammen sind wir viel gereist, ein Hobby, das uns beide erfüllte und uns Freiheit schenkte.

Als ich die Diagnose erhielt, fühlte ich mich, als würde meine ganze Welt in kleine Teile zerspringen. Ich fiel direkt in einen Diagnoseschock. Ich saß auf dem Stuhl im Krankenhaus in einem fensterlosen Raum, zusammen mit zwei Ärztinnen, einer Krankenschwester und meinem Mann. Ich wollte die Blase meiner heilen Welt zusammenhalten, wollte nicht zurück in diesen Raum und mich den Dingen stellen, die mir soeben gesagt wurden. Ich saß minutenlang, ohne etwas zu sagen bis ich die Frage stellte, die mich noch heute berührt, wenn ich daran denke: Was habe ich falsch gemacht?

Alle meine angeblichen Sünden liefen vor meinen Augen ab, die Momente, in denen ich vielleicht zu viel Alkohol getrunken hatte, nicht bei der Vorsorge war, rauchte, zu wenig Sport trieb und zu viel Fleisch gegessen hatte. Es war ein Abgrund, der sich vor mir auftat, ich fiel und fiel. Was für ein ungünstiger Zeitpunkt zum Sterben, meine Kinder waren erst sieben und elf Jahre alt, meine Praxis lief großartig, mein Mann und ich wollten heiraten.

Was mir zu dieser Zeit gut tat waren Menschen, die mit mir weinten, mit mir fühlten und meine Hand hielten. Es gab zu diesem Zeitpunkt einfach keine guten Nachrichten mehr, Chemotherapie, Antikörper, Antihormontherapie – es prallte auf mich ein.

Ich konnte mir keine Chemotherapie vorstellen. Ich, die seit Jahren versuchte. Medikamente zu vermeiden, im Park Kräuter sammelte, alles homöopathisch behandelte. Ich fühlte mich von meinem Körper verraten.

Um das alles verarbeiten zu können und ein wenig Abstand zu gewinnen, entschied ich mich vor der Therapie mit meiner Familie für zwei Wochen mit dem Wohnmobil in den Urlaub zu fahren. Ich erlebte diese Zeit wie in einer Blase und versuchte noch immer die heile Welt aufrecht zu erhalten. Ich frage mich heute, beim Betrachten der Bilder, die damals entstanden sind, wie ich das geschafft habe.

Wieder zurück setzte sich die Maschinerie aus Behandlungsabläufen in Bewegung. Zur ersten Chemotherapie brach ich weinend zusammen. Ich hatte Angst, ich wollte das nicht – was, wenn nicht der Krebs, sondern die Chemo mich töten würde?

Miriam, 43 Jahre

»Was mir zu dieser Zeit gut tat waren Menschen, die mit mir weinten, mit mir fühlten und meine Hand hielten.«

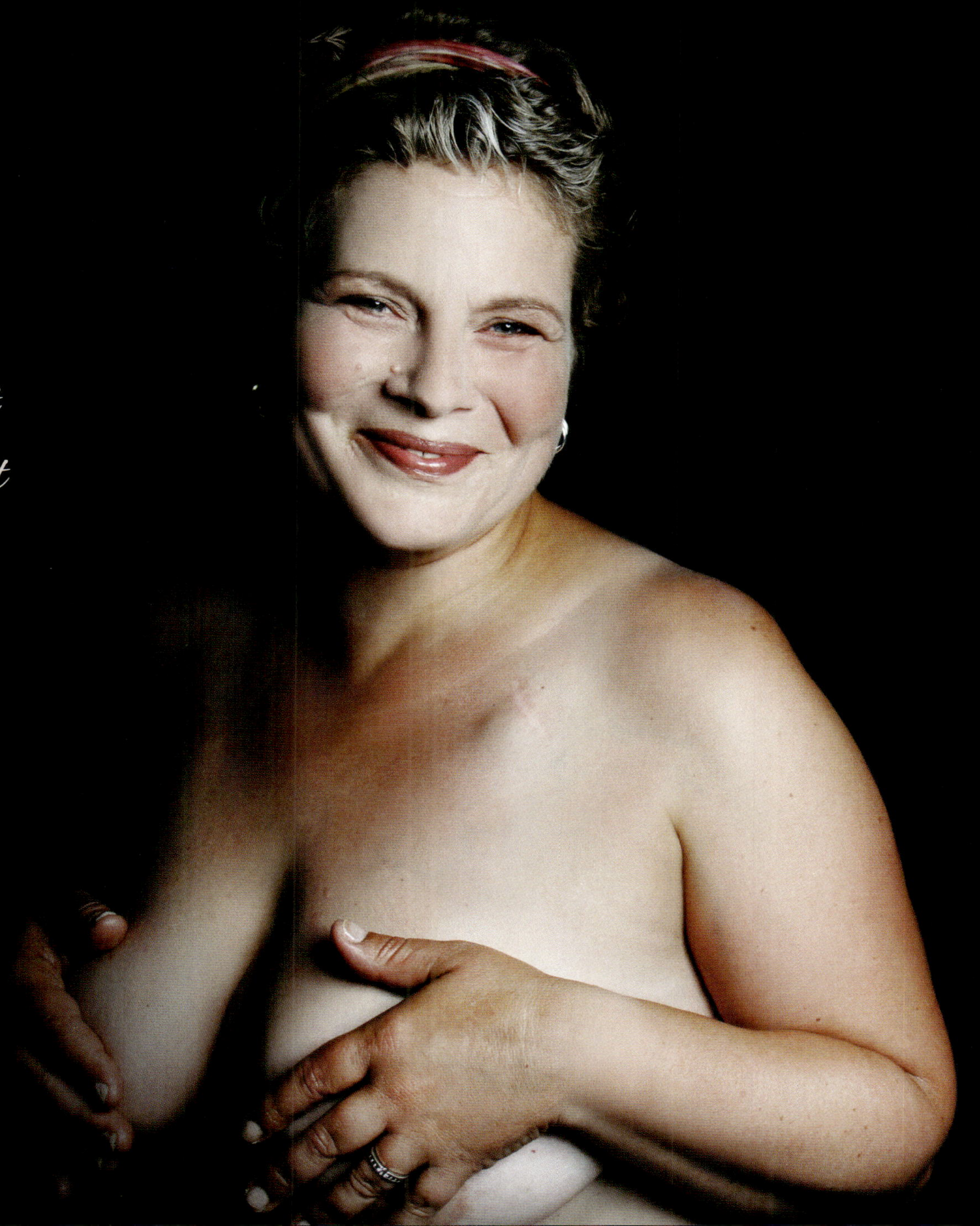

»Für mich als Frau war Brustkrebs das Ende meiner Unversehrtheit und meines Strebens nach Perfektion.«

Im Grunde war aber für mich klar, dass ich den vorgeschlagenen Weg gehen würde. Ich wollte leben, so viel Zeit wie möglich mit meinen Kindern verbringen können und auf keinen Fall ein Risiko eingehen.

Ich kann nicht sagen, dass ich einen Kampf führte. Die Therapie führte einen Kampf in meinem Körper, das war fühlbar und in den Kontrolluntersuchungen sichtbar.

Ich hatte großartige Verbündete zu dieser Zeit. Mein Mann war die größte Stütze und immer da, er fing mich auf und gemeinsam lernten wir den Umgang mit dem Leben und miteinander neu kennen. Meine Familie stand mit all ihrer Kraft hinter mir, meine Schwester rückte ganz nahe. Meine Mutter entwickelte Bärenkräfte, um meiner Ablehnung und meiner verspäteten Pubertät Stand zu halten. Danke Mama!

Ich hatte kraftvolle Frauen an meiner Seite und großartige Freunde. Wir bekamen Unterstützung von den Eltern der Freunde unserer Kinder und hielten uns an die Absprache, dass in den Kinderzimmern krebsfreie Zone war. Das war auch für mich ein Raum der Freiheit.

Nach der Chemotherapie, der Operation und der Antikörpertherapie wurde ich krebsfrei gesprochen, die Antihormontherapie läuft noch.

Nun stehe ich hier und merke sehr wohl die Narben, es zwickt noch, der Arm wird dick und schwer, ich bin noch nicht wieder belastbar wie früher, mich berühren viele Dinge und vielleicht bin ich auch ein wenig eigensinniger geworden. Ich stehe direkt in den

Wechseljahren, das ist ein verrücktes Gefühl. Ich lerne mich und meinen Körper neu kennen, wie ich mich in der alten Welt nun neu bewege. Mein Körpergefühl ist ganz anders, ich muss einiges tun, um schmerzfrei durch den Tag zu kommen. Sport hilft mir. Ich habe 20 Kilo zugenommen und Wassereinlagerungen. Meine Konzentration lässt schnell nach, ich gehe nicht mehr lange arbeiten, nehme mir viel mehr Zeit zum Erholen. Ich fühle mich noch nicht begehrenswert, mein Körper ist gezeichnet und versehrt, ich gehöre nicht mehr zu forever young and beauty. Mein Mann würde an diesem Punkt vehement widersprechen und mich als außerordentlich schön bezeichnen, da bin ich sicher.

Meine neu aufgebaute Brust fühlt sich noch taub an und ich mag es auch jetzt noch nicht dort berührt zu werden. Die Brust ist amputiert und auch das Implantat ist nur ein netter Versuch die normale, äußere Statur einer Frau wiederherzustellen.

Und dennoch schaue ich mich jeden Tag im Spiegel an und bin trotz allem stolz auf meinen Körper. Es gibt jeden Tag viele Momente für mich, sie sind ein Teil meines Lebens geworden und ich muss sie mir nicht schaffen, diese wertvollen Auszeiten. Ich glaube inzwischen, dass jeder Moment Zeit für mich ist, Lebenszeit, und ich kann sie anders genießen und würdigen.

Für mich als Frau war Brustkrebs das Ende meiner Unversehrtheit und meines Strebens nach Perfektion. Ich hatte vor der Diagnose lange, lockige, blonde Haare, ich hatte die Schönheit gratis, wie meine Mutter sagt, und war doch immer unzufrieden mit meinem Aussehen. Perfektion war mein unbewusst erstrebtes Ziel und ich war nie genug, um diesen Anspruch zu erfüllen. Während der Therapie habe ich alle Haare am Körper verloren und war zwischenzeitlich nicht mehr wiederzuerkennen. Dick, aufgedunsen, amputierte Brust. Ich hatte alles, was in unserem Weltbild als genormte Weiblichkeit gilt, verloren, auch meine Eitelkeit. Ich fühlte mich sichtbar verformt. Und doch hat mir genau das auch gezeigt, dass ich Vertrauen in das Leben und in die Menschen in meinem Leben haben kann. Die, die mir nahestanden, haben unerschrocken und voller Liebe zu mir geschaut – welch ein Geschenk!

Mein Lebensfundament ist durch den Krebs dichter und stärker geworden, die entstandene Nähe fühlt sich nur schön an.

Mich fotografieren zu lassen war kein leichter Schritt, wäre es auch vor meiner Erkrankung nicht gewesen. Mit meiner Krebsgeschichte hatte ich jedoch einen triftigen Grund und auch genügend Schutz, denn nun hatte ich ein Recht auf Unperfektheit. Welch eine Entspannung!

Ich schaue mir die Fotos gern an und sehe mich kurz nach der Therapie mit all der Zartheit und Verletzlichkeit, mit der ich aus dieser Zeit gekommen bin. Darin liegt die Schönheit dieser Bilder und mich aus dieser Perspektive zu betrachten, empfinde ich als sehr heilsam.

Im Frühjahr 2014 erkrankte ich mit 39 Jahren an EBV, besser bekannt als Pfeiffersches Drüsenfieber.

Mein Leben war schon damals nicht glücklich. Ich war verheiratet mit einem Mann, bei dem ich mich oft unverstanden fühlte, und war Mutter von zwei Kindern. Gemeinsam lebten wir in einem Generationenhaus mit meinen Schwiegereltern. Eine Konstellation, die sich für mich nicht zum Vorteil entwickelte. Mein Leben war stressig und anstrengend, ich schlief viel zu wenig und war ständig eingespannt.

Drei Jahre später sendete mir mein Körper wiederholt Signale, dass ich in dieser Geschwindigkeit nicht weiterleben durfte. Ich bekam zunehmend Verdauungsbeschwerden, ein Verdacht auf eine entzündliche Darmerkrankung konnte nicht abschließend bestätigt werden, und doch ging es mir nicht besser.

Nachdem ich wiederholt in Schüben starke Gelenk- und Knochenschmerzen bekam, suchte ich einen Rheumatologen auf. Obwohl die Rheuma- und Entzündungswerte stark erhöht waren, war das Röntgenergebnis meiner Hände ohne Befund. Ich ging weiter in einer Hausarztpraxis arbeiten und fühlte mich unsagbar allein gelassen. An meinem Geburtstag kaufte ich mir selbst Blumen und ein kleines Geschenk, das wiederholte ich am Hochzeitstag. Ich war sehr traurig.

Als im Herbst des gleichen Jahres die Ärztin der Nachbarpraxis an Krebs verstarb, wurde der Urlaub gestrichen und mit den zusätzlichen Patienten steigerte sich der Stress auf ein fast unerträgliches Level.

Ende des Jahres 2017 beendete ich erfolgreich meine Ausbildung zum Fachtherapeuten Wunde ICW und durfte nun selbst Anamnesen, Therapien und Diagnosen stellen und behandeln. Das Jahr 2018 ging mit viel zu viel Arbeit an mir vorbei, gesundheitlich ging es mir immer schlechter. Im Februar 2019 brach mein Kreislaufsystem zusammen, mein Sohn fand mich ohnmächtig im Bad unserer Wohnung. Ich schlief in jeder freien Minute, mein Körper hatte sein Limit erreicht. Im Mai wurde ich zum Kardiologen überwiesen, auch hier konnten keine Auffälligkeiten festgestellt werden. Ich fühlte einen zunehmenden Druck am Hinterkopf und konnte hinter den Ohren und an den Achseln vogeleiergroße Beulen fühlen. Mit diesen Symptomen wurde ich in meiner Arztpraxis immer wieder vorstellig und mit der Aussage, dass es sich um einen harmlosen Infekt handelt. Da meine Kollegin bereits krank war und meine Arbeitskraft benötigt wurde, ging ich weiterhin arbeiten.

Als die Symptome sich nicht besserten, drängte ich auf eine Blutuntersuchung. Ein zweites Mal war ich an EBV erkrankt.

Ich war müde, abgespannt und mein Körper begann sich zu verändern. Ich hatte keine Zeit für mich, denn auch zuhause kümmerte ich mich um die Kinder, das Haus, den Hof, die Finanzen und das alltägliche Familienleben. Alles war selbstverständlich. Meine Ehe fühlte sich nur noch wie ein Zusammenleben mit einem guten Bekannten an, nicht wie zwischen zwei Menschen, die sich lieben.

Nadine, 47 Jahre

»Mir wurde klar, dass ich nichts mehr beweisen musste, ich war und bin richtig, genauso wie ich bin.«

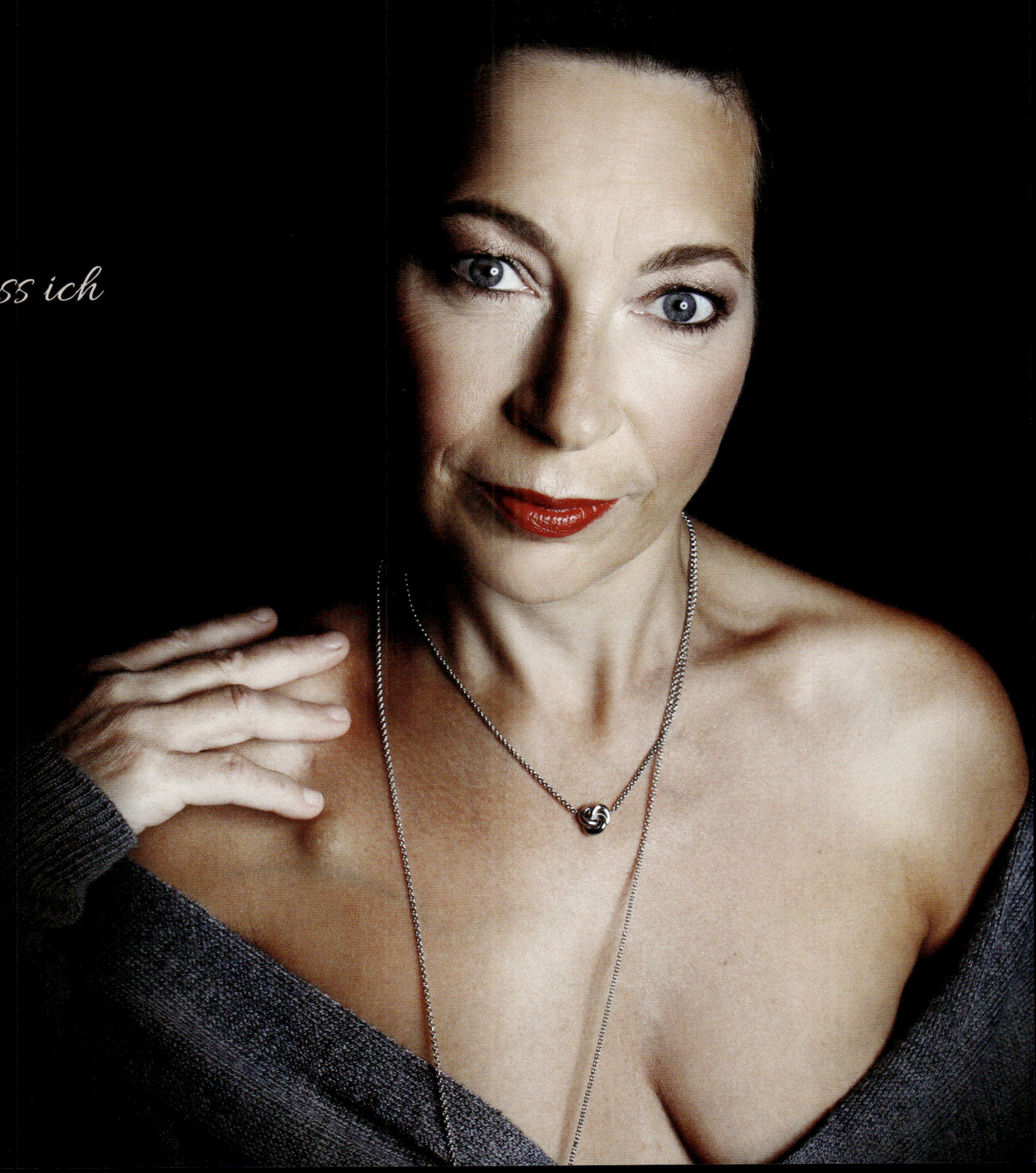

Nadine, 47 Jahre

»Wenn ich das Gefühl habe, dass mir etwas nicht guttut, ändere ich es sofort.«

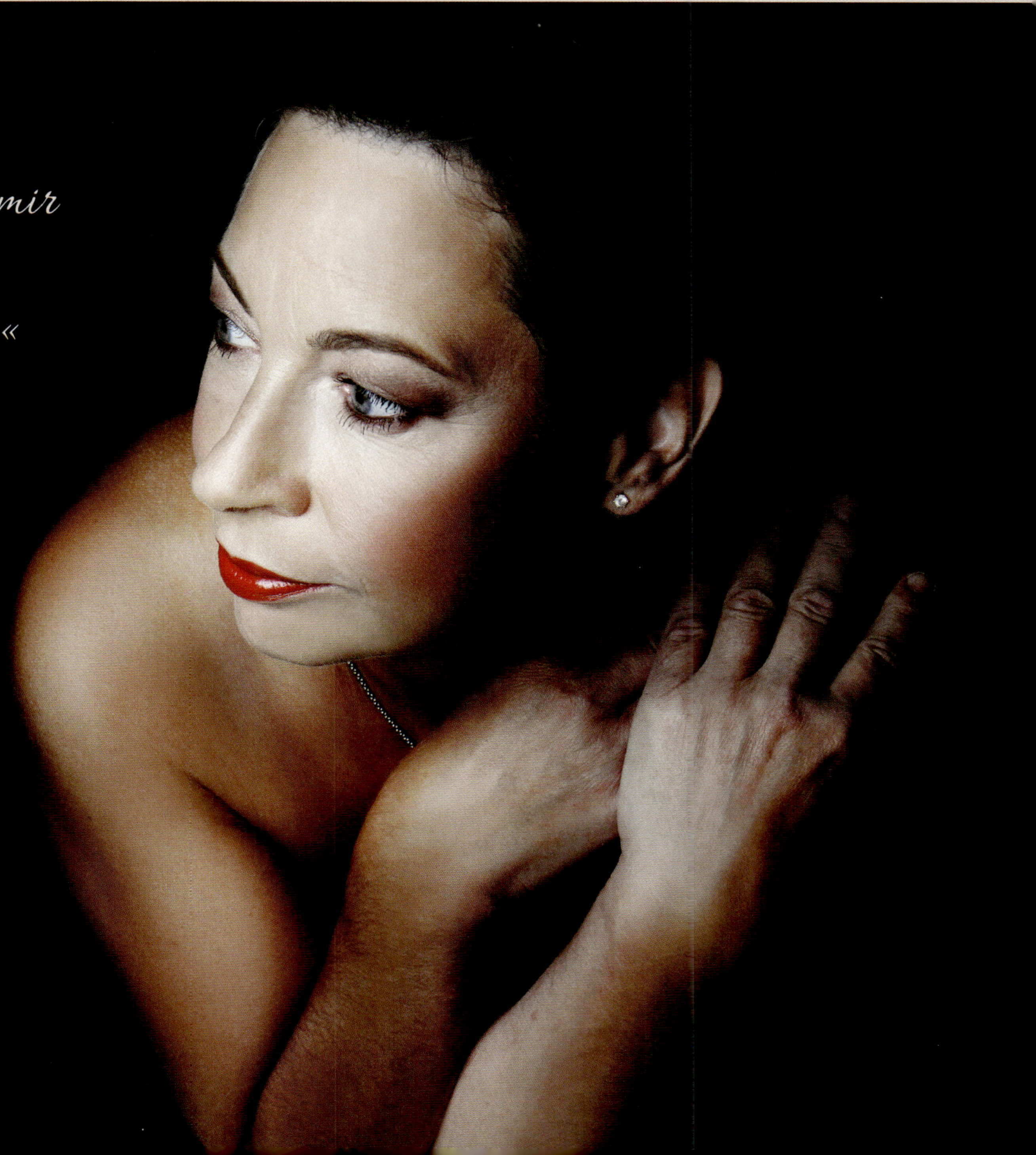

Viele Gesprächsversuche meinerseits änderten nichts an der Situation und daran, dass ich mich unverstanden und überfordert fühlte.

Zunehmende Ohnmachtsanfälle, Schwierigkeiten beim Essen und Trinken, blaue Flecken, die schlecht abheilten und Flüssigkeitsansammlungen im Körper machten mir das Leben immer weniger erträglich. Als meine Nieren und die Leber versagten, wurde ich in ein Krankenhaus eingeliefert.

Nach diversen Untersuchungen kam man dort zu dem Ergebnis: Non-Hodgkin-Lymphom. Nach und nach wurden meinem Körper 10 l Wasser entzogen.

Es folgte sofort eine Chemotherapie. Nach dem 2. Zyklus fielen meine Haare aus, nach dem 5. Zyklus bekam ich eine 2. Knochenmarkbiopsie, bei der Nerven und Muskeln verletzt wurden, so dass ich nicht mehr richtig laufen und sitzen konnte.

Da im Knochenmark noch immer Krebszellen vorhanden waren, bekam ich eine weitere Hochdosischemotherapie und eine autologe Stammzellentransplantation. Infolgedessen ging es mir immer schlechter. Ich konnte nicht sprechen, alles tat mir weh. Durch die Isolation durch Corona und meine Immunschwäche fühlte ich mich unsagbar allein. Meinen 45. Geburtstag erlebte ich mit zwei Mitpatienten. Meine Kinder sahen mich vom Nachttisch aus an.

Im Nachhinein fragte ich mich, wie ich das überlebt habe. Und doch wusste ich, dass ich noch Drachen fliegen möchte, ein Tattoo haben und eine Arbeitsstelle finden würde, an der ich so akzeptiert werden würde, wie ich bin. Ich wollte ein Leben mit meinen Kindern und das gab mir Kraft. Mir wurde klar, dass ich nichts mehr beweisen musste, ich war und bin richtig, genauso wie ich bin.

Nach der Therapie geht es mir gut, natürlich gibt es von Zeit zu Zeit Ausnahmen, aber die sind normal. Wenn ich das Gefühl habe, dass mir etwas nicht guttut, ändere ich es sofort. Ich koche jeden Tag frisch, ernähre mich gesund und bewege mich täglich in unterschiedlicher Form. So habe ich Schritt für Schritt meine Lebenskraft zurückgewinnen können. Ich bin ruhiger geworden, auch emotionaler und habe gelernt mich durchzusetzen, vor allem zu Hause. Ich habe jetzt eine kleine Katze, die zu meiner Familie gehört. In der vielen Zeit, die ich glücklicherweise habe, male ich Bilder, Kunst auf Leinwand, und schleife alte Möbel ab, um sie zu neuem Leben zu erwecken. Ich gehe in der Gemeinde einem Minijob nach und treffe mich mit Freunden. Das sind die Dinge, die mich glücklich machen.

Mit 36 Jahren hatte ich eine stabile Partnerschaft, eine 6-jährige Tochter und einen Job, den ich mochte. Mein Leben war schön, forderte mich aber auch sehr, so dass wenig Zeit für mich allein blieb. Durch die Schichtarbeit meines Mannes war ich mit den alltäglichen Aufgaben, meiner Arbeit und der Versorgung unserer Tochter viel auf mich gestellt.

Durch Zufall hatte ich an einem Samstag im Sommer 2019 einen schmerzhaften Knoten in meiner rechten Brust ertastet. Die Schmerzen waren so schlimm, dass ich keinen BH tragen konnte – und es war natürlich Wochenende. Ich rief eine Freundin an, die in einer gynäkologischen Praxis arbeitete. Sie beruhigte mich und sagte, dass bösartige Tumore in den meisten Fällen nicht schmerzhaft sind. An dem darauffolgenden Montag ging ich zum Arzt und ließ mich untersuchen. Die Zeit des Wartens auf das Ergebnis der Stanzbiopsie war die Hölle für mich, obwohl ich im Inneren schon wusste, dass es sich um einen bösartigen Tumor handelte.

Als ich das Ergebnis erfuhr, war mein Mann bei mir. Für uns war es ein Schock, ich hatte mich aber gleich wieder gefangen und war bereit, dem Krebs in den Hintern zu treten. Ab diesem Moment hatte ich nur funktioniert, ich tat, was man mir sagte und daran änderten auch die folgenden Monate nichts.

Da ich eine medizinische Ausbildung hatte wusste ich, was auf mich zukommen würde und ging mit diesem Thema sehr offen um. Ich erklärte meiner Tochter den Behandlungsablauf, den Verlust der Haare und die generellen Auswirkungen einer Chemotherapie. Auch das Thema Tod war immer mal wieder präsent. Da der Tumor bei mir jedoch früh erkannt wurde und Brustkrebs in der Regel allgemein gut heilbar ist, beruhigte ich mich und meine Familie.

Es folgten 8x Chemotherapie, eine brusterhaltende Operation und 28x Bestrahlung.

Während der ganzen Therapie galt ich immer als die starke Frau, die alles schafft. Mein Umfeld bewunderte mich mit welcher Kraft und Energie ich die Behandlungen ertragen hatte und auch ich selbst glaubte daran, dass ich alles gut wegstecken konnte.

Bis ich die Kündigung von meinem Arbeitgeber erhielt.

Ich war immer gerne arbeiten und mein Ziel war es, so schnell wie möglich an meinen Arbeitsplatz zurückzukehren. Doch nun stand ich da – die Behandlung war abgeschlossen, die OP gut verlaufen, es waren keine Krebszellen mehr in meinem Körper vorhanden. Die Anschlussheilbehandlung, die ich im April 2020 machen sollte, wurde wegen Corona auf unbestimmte Zeit verschoben.

Vor mir tat sich ein großes Loch auf. Mein Job war weg und um mir einen neuen zu suchen, fühlte ich mich noch nicht stark genug. Ich verfiel von Woche zu Woche mehr in die Angst, ein Rezidiv zu bekommen und malte mir meine Zukunft düster aus. Ich fühlte mich nicht mehr als Frau. Ich hatte keine Haare, auf einer Seite nur noch eine halbe Brust und

Sandra, 39 Jahre

*»Heute differenziere
ich zwischen dem,
was wichtig ist,
und dem,
was nicht
wichtig ist.«*

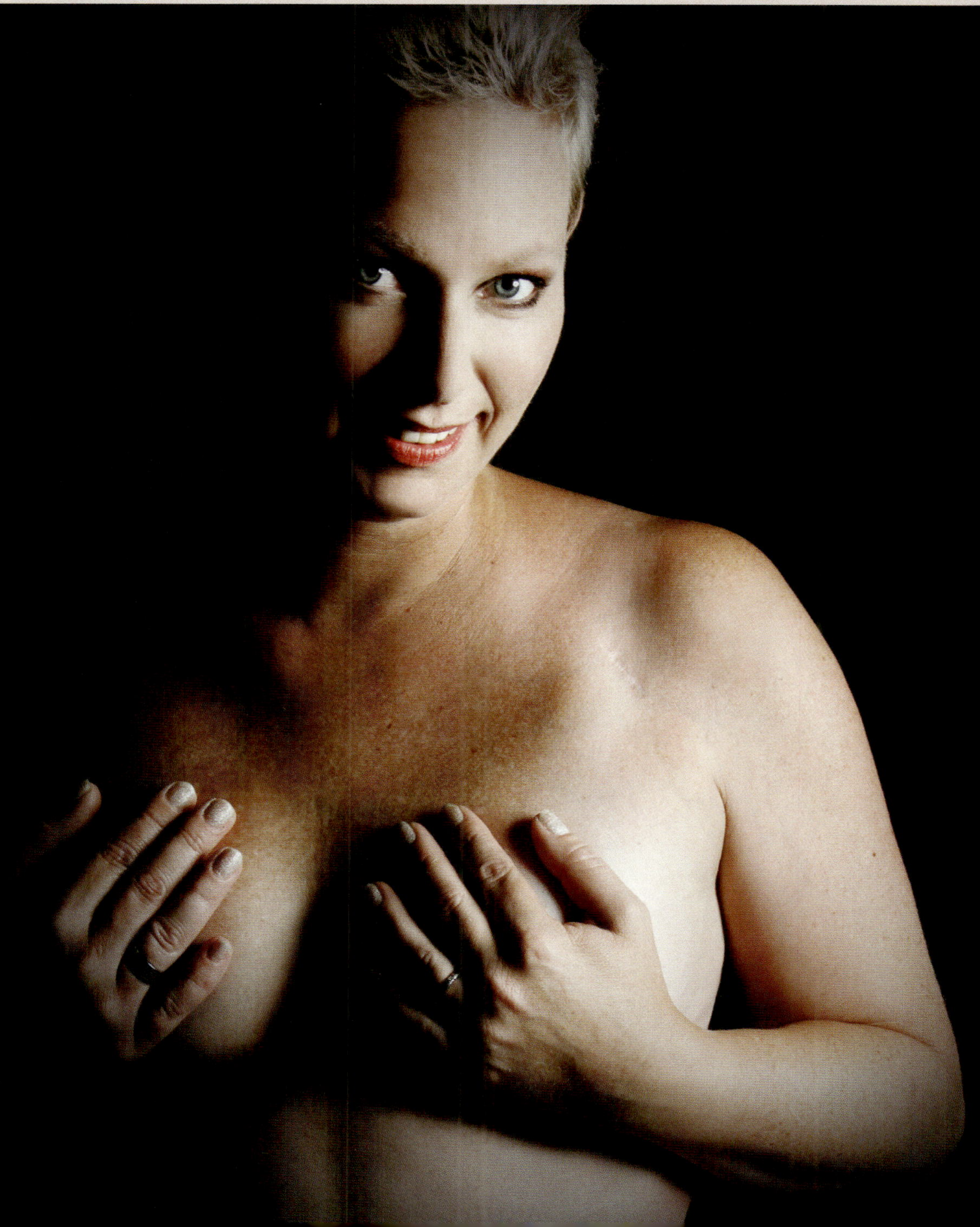

Sandra, 39 Jahre

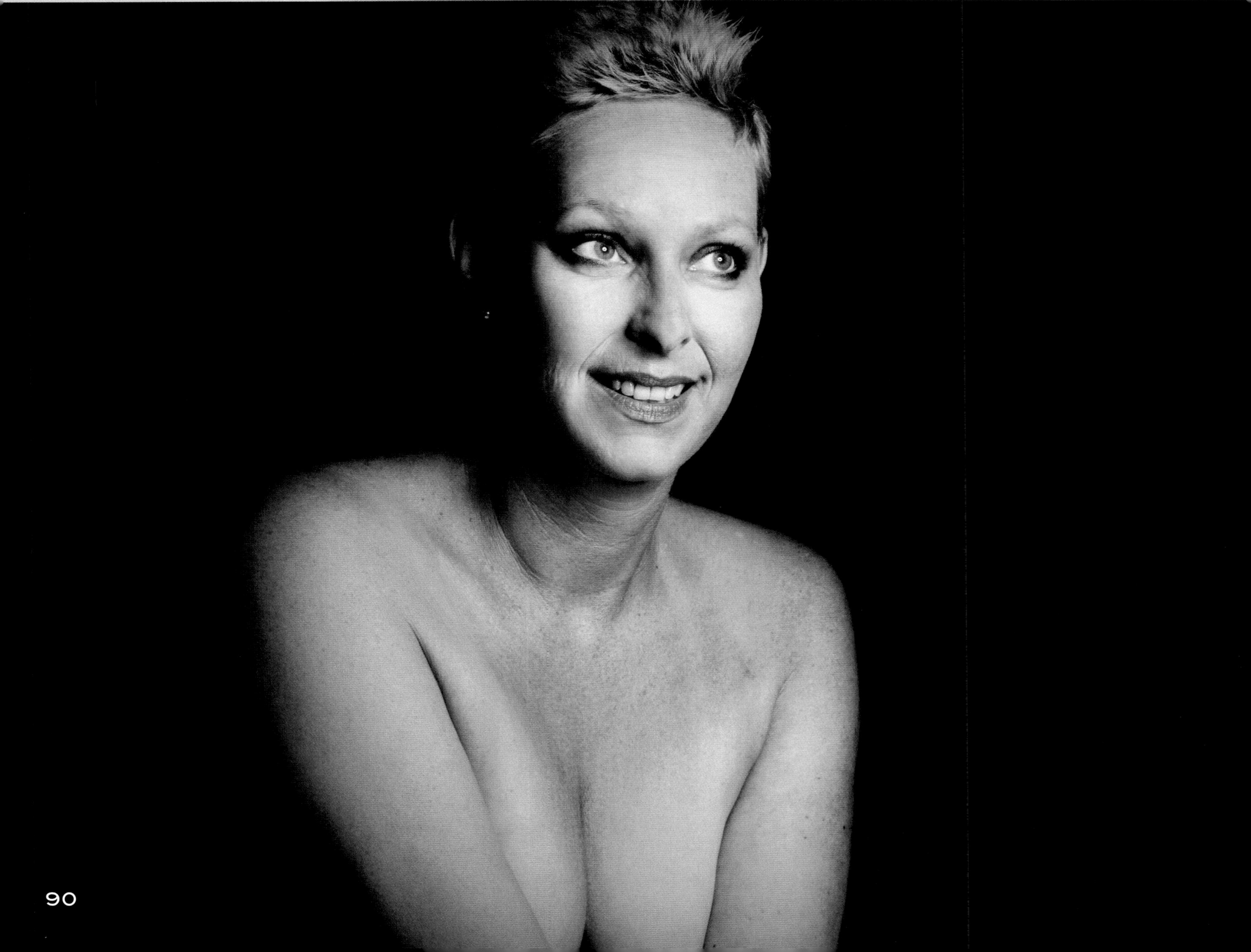

verschiebe einiges auf morgen.«

die Chemotherapie hatte mich äußerlich um einige Jahre altern lassen. Ganz zu schweigen von der Gewichtszunahme durch die Medikation. Ich fühlte eine Leere in meinem Körper, aber statt zu kämpfen wie zu Beginn der Behandlung, verfiel ich immer mehr in eine Depression. Ich konnte keine Nähe zulassen, ich wollte nicht in den Arm genommen werden, ich hasste mich und meinen Körper. Als ich meine Fassade von einer Frau, die den Krebs besiegt hatte, nicht mehr aufrechterhalten konnte, suchte ich auf Drängen meines Mannes einen Arzt auf.

Seitdem befinde ich mich in psychoonkologischer Behandlung und nehme Medikamente gegen die Angst. Ich bin aus diesem Loch noch nicht ganz heraus und weiterhin krankgeschrieben. Aber ich fühle mich auf einem guten Weg die Krankheit zu verarbeiten.

Ich versuche zu lernen mich als Mensch, als Frau, wieder wertzuschätzen, nehme mir jetzt mehr Zeit für mich, gehe in die Sauna, suche die Nähe zur Natur, treffe mich mit Freunden oder liege auch einfach mal eine Stunde auf dem Sofa und tue nichts. Wenn meine Tochter mit mir kuscheln möchte, dann genieße ich das ausgiebig. Früher hatte ich dafür immer nur kurz Zeit, da es so viele Dinge in meinem Kopf gab, die noch erledigt werden mussten. Heute differenziere ich zwischen dem, was wichtig ist, und dem, was nicht wichtig ist. Ich nehme mein Leben intensiver wahr und verschiebe einiges auf morgen. Ich bin Perfektionistin und es fällt mir nicht immer leicht, aber ich merke, dass ich viel weniger gestresst bin, wenn ich nicht alles sofort erledige.

Ich bin glücklich mit meiner Familie und ich genieße es meine Tochter aufwachsen zu sehen.

Brustkrebs zu haben bedeutet für mich, ein Stück Weiblichkeit zu verlieren. Ich glaube dieses Gefühl kennt jede Betroffene, egal in welchem Alter. Auch ich gehöre dazu. Aber ich lebe noch! Ob mit oder ohne Brust, ich lebe! Das ist es, was wirklich zählt. Es dauerte Zeit, bis ich so weit war, dass ich so denken konnte, doch seitdem genieße ich mein Leben viel intensiver als vorher.

Als ich die Diagnose im Jahr 2017 bekam, war ich 42 Jahre alt. Ich lebte seit fast 21 Jahren mit meiner Frau zusammen und gemeinsam sind wir schon durch die ein- oder andere Krise gegangen. Meine Frau war immer mein Fels in der Brandung, sie stärkte mir den Rücken und unterstützte mich in allem, was ich mir vornahm.

Durch meine Hormonstörung, unter der ich seit einigen Jahren litt, ging ich halbjährig zu Vorsorgeuntersuchungen. Im Mai 2017 war ich das erste Mal bei einer neuen Frauenärztin, da meine bisherige in den Ruhestand gegangen war.

Ich war überrascht, als ich die Diagnose bekam, denn ich selbst fühlte mich gesund, hatte keine Schmerzen oder andere Probleme. Nachdem ich von dem Tumor in meiner Brust wusste, konnte ich ihn auch selbst ertasten. Merkwürdigerweise war mir das vorher nicht aufgefallen.

Beruflich war es zu dieser Zeit recht anstrengend, die Zusammenarbeit mit einem Teil meiner KollegInnen war schwer, zwischenmenschlich funktionierten wir als Team nicht gut. Als ich die Abteilung wechseln konnte und wieder mit einem Kollegen arbeitete, den ich mochte, wurde es leichter. Mein Privatleben war harmonisch, etwas, das uns beiden sehr wichtig ist.

Zwei Wochen nach der Diagnose Brustkrebs wurde ich brusterhaltend in der Berliner Charité operiert und drei Tage später bereits wieder entlassen. Es folgte eine vierwöchige Strahlentherapie und anschließend eine Reha. Es gab zu dieser Zeit durch die unzähligen Arzttermine viel zu organisieren, doch so hatte ich genug zu tun, um nicht in ein tiefes emotionales Loch zu fallen. Darüber hinaus hatten wir für den Oktober einen Urlaub geplant und ich wünschte mir sehr diesen auch antreten zu können. Und so kam es auch. Drei Tage nach der Anschlussreha sind wir in die USA geflogen. Ich hatte eine Bescheinigung meiner Ärztin im Gepäck, dass die Reise meiner Genesung nicht entgegenstand und so gab es keine Schwierigkeiten.

Arbeiten ging ich nach meinem Urlaub noch nicht wieder, ich brauchte weitere zwei Monate, um mich von der Erkrankung zu erholen, so dass ich erst im Januar 2018 mit dem Hamburger Modell wieder in den Arbeitsalltag startete. Bei meiner Rückkehr in den Dienst existierte meine alte Abteilung nicht mehr und die Büros der Arbeitsstelle waren umgezogen. Das erwies sich als glücklicher Umstand, denn ich habe nun das Glück, mit meinem lieben Kollegen ein Büro zu teilen.

Seit April 2018 bin ich wieder Vollzeit berufstätig, habe aber glücklicherweise zwei Tage in der Woche Home-Office und kann somit zuhause arbeiten.

Im Jahr 2019 habe ich ein berufsbegleitendes Studium begonnen, welches mich sehr fordert. Ich merke noch immer die Auswirkungen der Antihormontherapie mit Tamoxifen, da mein Brustkrebs hormonabhängig war, und komme manch-

Silvia, 47 Jahre

»Ich fühle mich wesentlich entspannter und es gibt viele Dinge, über die ich mich heute nicht mehr ärgere.«

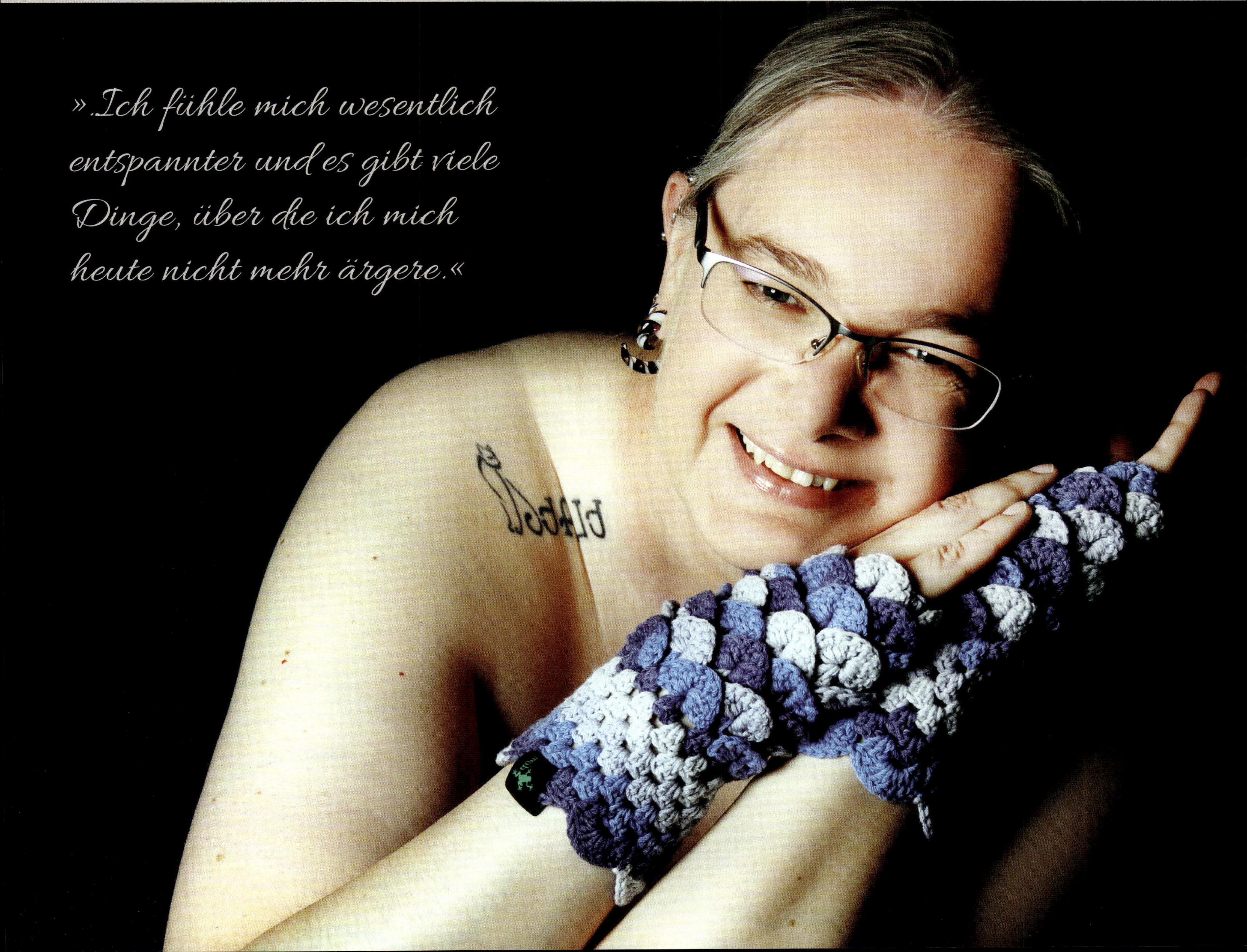

Silvia, 47 Jahre

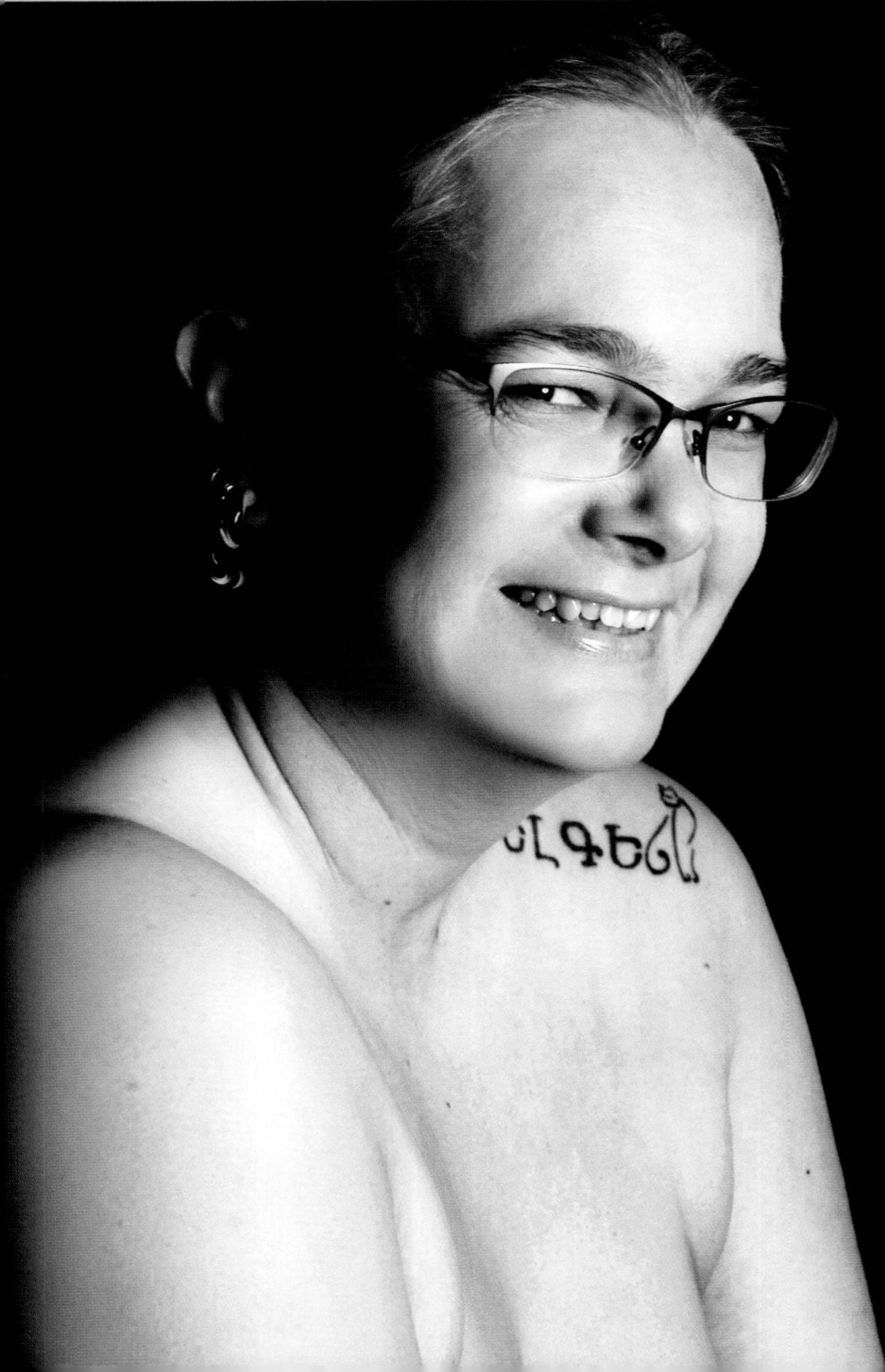

»Ich mag meinen Körper vielleicht sogar noch ein wenig mehr als vor der Erkrankung, weil ich weiß, was wir in den letzten Jahren geschafft haben.«

mal schnell an meine Grenzen. Die Erkrankung hat ihre Spuren hinterlassen: Nach ein paar Monaten hat mein rechter Arm ein Lymphödem entwickelt und ich leide unter einem Erschöpfungssyndrom. Es gibt immer mal bessere und weniger gute Zeiten.

Aber ich mag mich und meinen Körper. Ich mag meinen Körper vielleicht sogar noch ein wenig mehr als vor der Erkrankung, weil ich weiß, was wir in den letzten Jahren geschafft haben. Durch die unzähligen Untersuchungen hat sich meine Schamgrenze sehr verschoben, ich habe gelernt mit dem neuen Körperbild umzugehen und mich auch ohne Scham zu zeigen.

Abschließend kann ich sagen, dass ich das Leben weit mehr zu schätzen weiß als vor meiner Erkrankung. Ich fühle mich wesentlich entspannter und es gibt viele Dinge, über die ich mich heute nicht mehr ärgere. Natürlich bleibt auch bei mir die Angst vor einem Rezidiv und so ist jeder Nachsorgetermin von einem unangenehmen Gefühl begleitet. Ich lasse mich von dieser Sorge jedoch nicht beherrschen und versuche immer, das Beste aus dem zu machen, was das Leben für mich zu bieten hat. Auch, und gerade jetzt, zu Zeiten der Corona-Pandemie.

Bevor uns Corona ereilte, war ich in einem recht konservativem Arbeitsumfeld die einzige Frau in einer Führungsposition. Mein Job war fordernd und die Tatsache, dass ich mich als Frau ständig behaupten musste, empfand ich als stressig. Ich versuchte mir immer ausreichend Möglichkeiten zum Ausgleich zu schaffen. Ich war und bin verheiratet mit einem Mann, der mir den Rücken stärkt und mich verwöhnt. Ich ging jede Woche zum Tanzkurs, traf mich regelmäßig mit Freunden und lief mit meinem Lauf-Kurs einmal in der Woche die 4 km-Runde um die Krumme Lanke. Mein Mann und ich trafen uns mit Freunden zu Spieleabenden und ich nahm an Handarbeitsveranstaltungen teil.

Seit Corona fielen viele dieser Aktivitäten weg. Das Laufen war noch eine Weile möglich, auch der Tanzkurs durfte zwischen den Lockdowns vorübergehend stattfinden, aber alles andere löste sich langsam auf. Mein Job wurde stressiger und was ich früher schon als belastend empfand, wurde durch Versorgungsengpässe in der Lieferung und allgemeiner Unsicherheit wirklich anstrengend.

Ich war 46 Jahre alt, litt schon seit längerer Zeit unter Colitis Ulcerosa, eine vom Enddarm ausgehende chronisch-entzündliche Darmerkrankung, die sich aber seit Jahren in Remission befand.

Bei einer längst überfälligen Kontrolluntersuchung im August 2020 wurde ein Karzinom entdeckt, nach einer weiteren Untersuchung fanden die Ärzte ein zweites.

Durch die Diagnose rückte ich noch enger mit meinem Mann zusammen. Er nahm das Ganze sehr pragmatisch und erdete mich in dieser Angelegenheit. Ich versuchte nicht über die Fragen: „Warum ich?" und „Hätte ich es vermeiden können?" nachzudenken.

Die beiden diagnostizierten Tumore waren ein Adenokarzinom und ein NET-Karzinom, die Maßnahme war eine Entfernung des Dickdarms, die Anlage eines Pouches und eines vorübergehenden Stomas. Die während der Operation aus dem Bauchraum entnommenen Lymphknoten zeigten bereits Metastasen eines sehr seltenen Mischkarzinoms.

Ich bekam anschließend eine Chemotherapie in 4 Zyklen, wobei ich alle 3 Wochen für 3 Trage stationär im Krankenhaus aufgenommen wurde. Durch eine Infektion am Pouch musste die Chemotherapie unterbrochen werden, sie wurde im Januar 2021 nachgeholt. Das Stoma sollte ursprünglich im Dezember zurückverlegt werden, durch die Verlegung der letzten Chemo und Corona werde ich jedoch erst im April damit rechnen können.

Der Kampf gegen den Krebs fühlte sich für mich sehr passiv an. Ich hätte gerne mehr aktiv getan. Aushalten und abwarten war noch nie meine Stärke. Ich war nur anwesend und tat nichts. Ich versuchte mich auf die positiven Dinge zu konzentrieren und die negativen Aspekte zwar wahrzunehmen, aber nicht vordergründig werden zu lassen. Das war schwer und machte auf manche Menschen in meinem Umfeld den Eindruck, als hätte ich die Situation nicht ernst genommen.

Mir war klar, dass die schwerwiegende Komplikation während der Chemotherapie tödlich hätte verlaufen können, jedoch zweifelte ich nicht daran, dass ich weiterleben würde. Noch mit der Antibiose am Tropf fragte ich nach der nächsten Chemo, um deutlich zu machen, wie wichtig mir das Leben ist.

SIMONE, 48 JAHRE

»Der Kampf gegen den Krebs fühlte sich für mich sehr passiv an.«

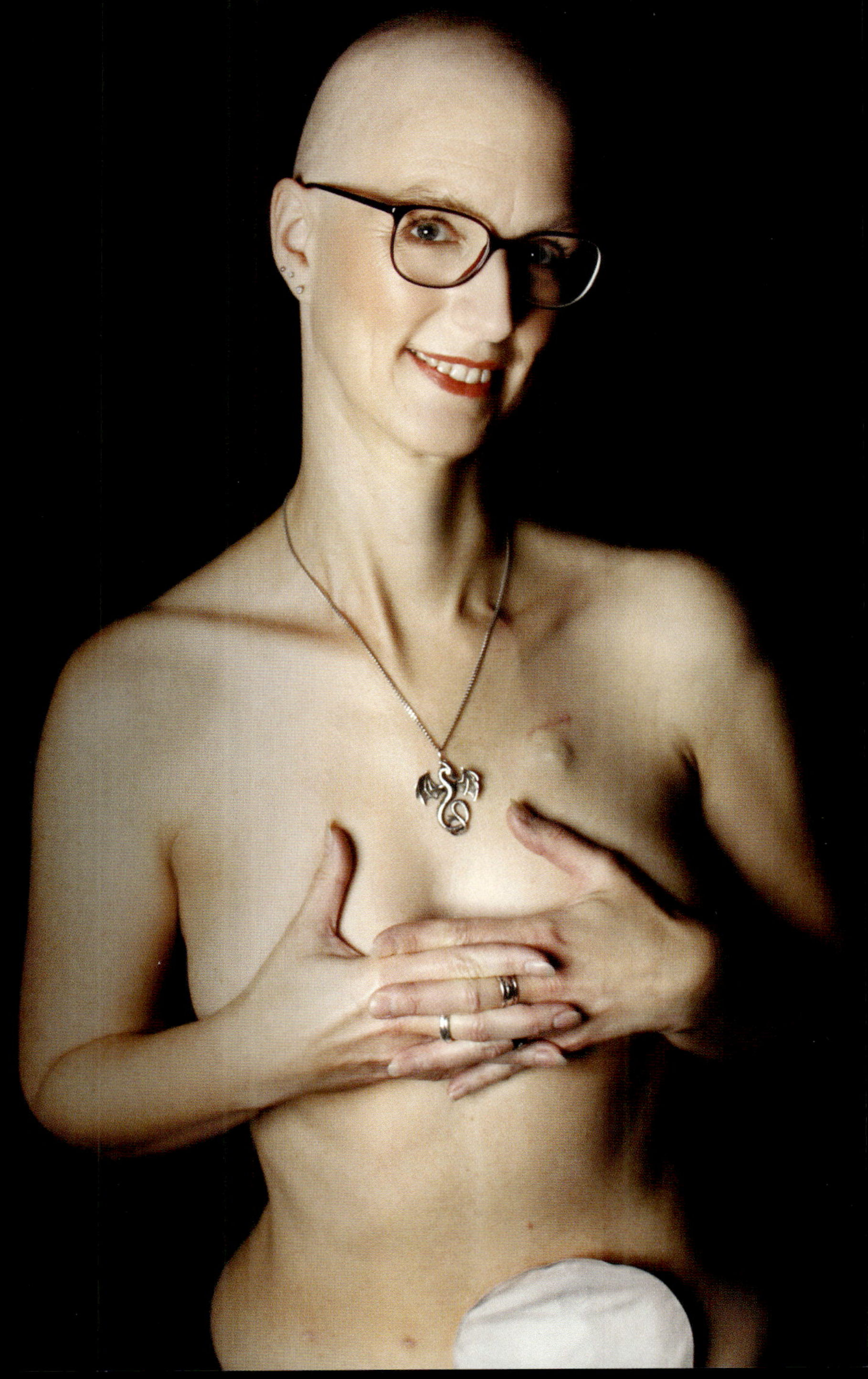

SIMONE, 48 JAHRE

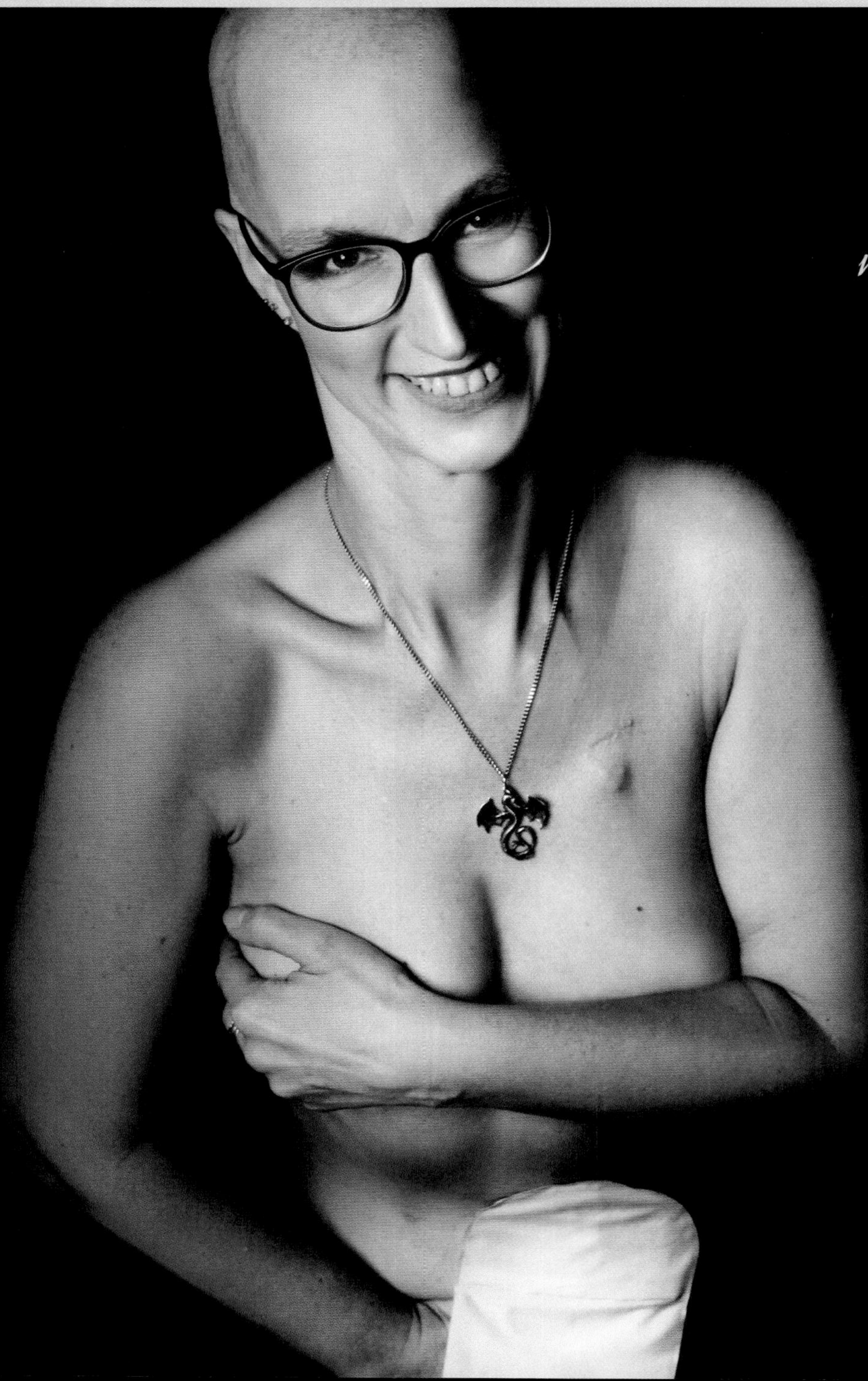

»Ich bin nie ganz aus meinem normalen Leben ausgestiegen und sehe dem Weg zurück gelassen entgegen.«

Von jetzt aus betrachtet fühlte ich mich völlig emotionsarm in der ganzen Angelegenheit. Die Situation war furchtbar, aber nicht zu ändern.

Ärgern hingegen konnte ich mich ausgiebig über die schlechte Organisation und Logistik im Krankenhaus und über das scheinbare Dasein als Krebspatientin zweiter Klasse, da ich nicht an Brustkrebs erkrankt war.

Es gab ein Ereignis, das mir sehr einprägsam in Erinnerung geblieben ist: Das Ergebnis der Tumorkonferenz wurde mir per Post zugestellt. Ich war zu der Zeit gerade im Krankenhaus und habe meinen behandelnden Arzt um eine Erklärung gebeten. Leider hatten wir aneinander vorbeigeredet, so dass ich annahm, ich hätte nur noch etwa 18 Monate zu leben. Das war schlimm für mich. Durch die Pandemie durfte mich niemand besuchen und ich fühlte mich sehr allein. Glücklicherweise fing mich einer der Pfleger und die Psychoonkologin im Krankenhaus auf. Mittlerweile hat sich die Diagnose relativiert, obwohl die Wahrscheinlichkeit für ein Rezidiv noch immer bei 50–60 % liegt.

Ich fiel mit der Diagnose nicht in ein tiefes Loch, was sicher viele andere Betroffene berichten. Ich habe seither mein Leben auch nicht völlig auf den Kopf gestellt, so wie es häufig in Reportagen berichtet wird. Ich wäre völlig zufrieden, wenn ich mein altes Leben vor Corona zurückhaben könnte.

Ich habe zwischen der Diagnosestellung und der Operation viele verrückte Dinge gemacht, die Plan eines Urlaubs waren und vorgezogen wurden. So war ich Wakeboarden und Surfen auf einer stehenden Welle. Die Zeit vergeht viel schneller als wir denken und so hatte ich schon einige Jahre zuvor beschlossen, dass es sinnlos ist schöne und spannende Dinge aufzuschieben. Es ging mir gut genug und ich wollte nicht warten.

Das lenkte mich sehr von den Sorgen ab. In den Chemopausen ging ich weiterarbeiten, auch das war gut, da ich mich so mit anderen Dingen beschäftigen konnte. Ich fühlte mich nicht krank und so geht es mir bis heute. Das Stoma und die Versorgungstechnik ist lästig und ich erwarte den Termin der Rückverlegung.

Für mein Körpergefühl ist das Stoma wenig belastend. Zwar kleide ich mich nicht mehr so körperbetont wie vor der Diagnose und mag es jetzt gerne bequem, habe aber Jeggins für mich entdeckt. Sie sitzen gut an der Taille, das Stoma, welches ich liebevoll Fridolin nenne, passt gut hinein und kombiniert mit einer Bluse oder einem Blazer ist das Outfit durchaus bürotauglich.

Ich habe ein großes Kuschelbedürfnis und bin vor allem jetzt in der Pandemiezeit froh, dass ich verheiratet bin.

Ich bin nie ganz aus meinem normalen Leben ausgestiegen und sehe dem Weg zurück gelassen entgegen. Für meine Freunde, die mich begleiten und unterstützen, bin ich sehr dankbar. Meine Erkenntnis aus der letzten Zeit ist, dass das Leben zu kurz ist für Dinge, die mir nicht guttun.

Die Pandemie hat einiges positiv beeinflusst, Home-Office zum Beispiel ist anerkannter und viel einfacher umzusetzen als vorher. Davon profitiere ich sehr.

Natürlich habe auch ich Angst vor jeder Nachuntersuchung, aber das geht vermutlich jedem so, der an Krebs erkrankt ist. Fünf Jahre sind eine lange Zeit.

Mit 32 Jahren war ich Mutter von vier Kindern, Ehefrau, Freundin & Kämpferin. Ich hatte einen unfassbar anstrengenden Job, war gerade von der Intensivstation im Krankenhaus zu einem mobilen Pflegedienst gewechselt. Ich hoffte für mich und meine Familie auf Erleichterung, mehr Zeit zusammen und etwas mehr Geld. Leider stellte sich schnell heraus, dass ich als Teamleiterin mit den entsprechenden Vergünstigungen, wie einem Dienstfahrzeug und ein wenig höherem Lohn, den Neid der Kollegen auf mich zog. Sie sahen mich als Konkurrenz und aus meiner anfänglichen Euphorie über die neue Stelle, wurde schnell noch mehr Frust. Neben den Dingen, die von Anfang an schief zu laufen schienen, musste ich noch mehr arbeiten und als ich über Silvester meine Kräfte verlor und krank im Bett lag, wurde ich fristlos gekündigt. Wenige Tage später bekam ich die Diagnose Brustkrebs – mit Metastasen.

Das war für mich kein Schock, ich wusste innerlich schon seit geraumer Zeit, dass ich einmal an Brustkrebs erkranken würde. Ich hatte es bei meiner Mutter ein paar Jahre zuvor erlebt. Sie war ebenfalls an Brustkrebs erkrankt, konnte aber brusterhaltend operiert werden und war nach der Bestrahlung krebsfrei.

Für mich war die Diagnose „Metastasen in der Lunge" und somit fortgeschrittener Brustkrebs viel schlimmer, denn ich wusste, was das bedeuten kann. Ich hatte in meiner Zeit als Schwester auf der ITS und der Onkologie sehr viele Krebspatienten betreut. Diese Bilder schossen mir direkt in den Kopf. Ich würde sterben – und zwar vermutlich, bevor meine Kinder erwachsen sind. Das war der schlimmste Gedanke.

Ich versuchte mich abzulenken, die nächste Zeit zu organisieren und übte mich in Verdrängung. Mein Mann arbeitete verkürzt um mich zu unterstützen. Ohne ihn und seine Hilfe würde unser Großfamilienleben nicht funktionieren. Durch meine Kündigung fiel mein kompletter Lohn weg, ich bekam kein Arbeitslosengeld und hatte somit keine Krankenversicherung. Um eine Klage gegen den Arbeitgeber einzureichen, fehlte uns das Geld, wir wussten nicht, wie wir die Miete zahlen sollten oder das Essen für uns und unsere 4 Kinder. Es war eine lähmende, furchtbare Zeit, ich war völlig verzweifelt.

Aufgefangen haben uns unsere Freunde. Sie zahlten unsere Miete, sowie eine Anwältin und haben es mir ermöglicht, mich zusätzlich zur Schulmedizin auch komplementärmedizinisch behandeln zu lassen. Anfangs fiel es mir schwer Hilfe anzunehmen, ich schämte mich und war wütend, dass ich es allein nicht schaffte. Diese großartigen Menschen in meinem Leben zeigten mir jedoch, dass jeder Helfer es gern tat. Wir gewannen den Prozess gegen meinen Arbeitgeber und ich bekam meinen Lohn und Krankengeld.

Am schwersten fiel es mir, den Kindern zu erklären, dass ich krank war. Wir hatten ein Buch zu dem Thema, gemeinsam lasen wir darin, kuschelten, weinten und hielten uns fest

SOPHIE, 33 JAHRE

»Ich habe in den letzten Monaten gelernt auf mich zu hören, auf meinen Körper und seine Signale zu achten.«

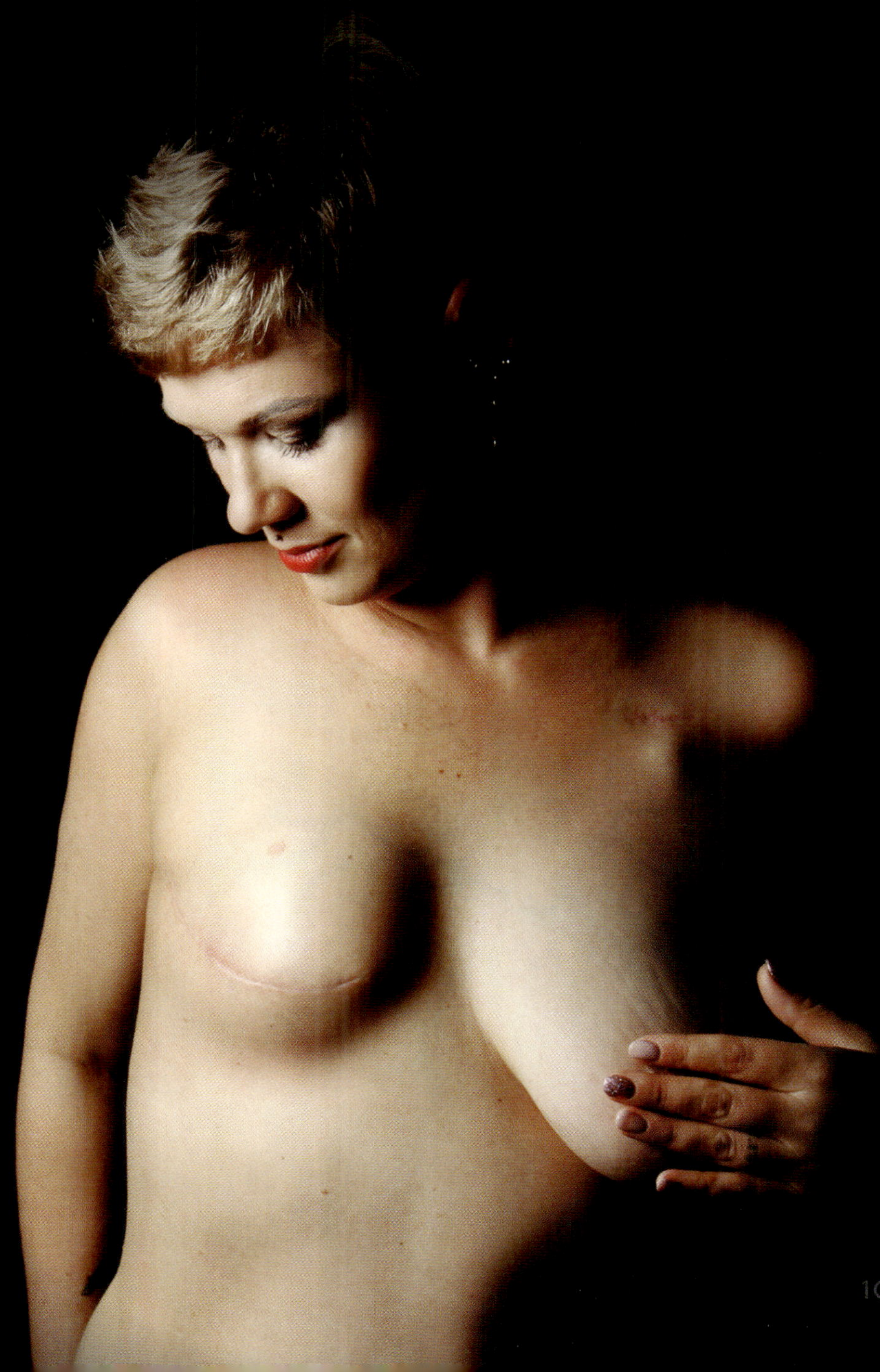

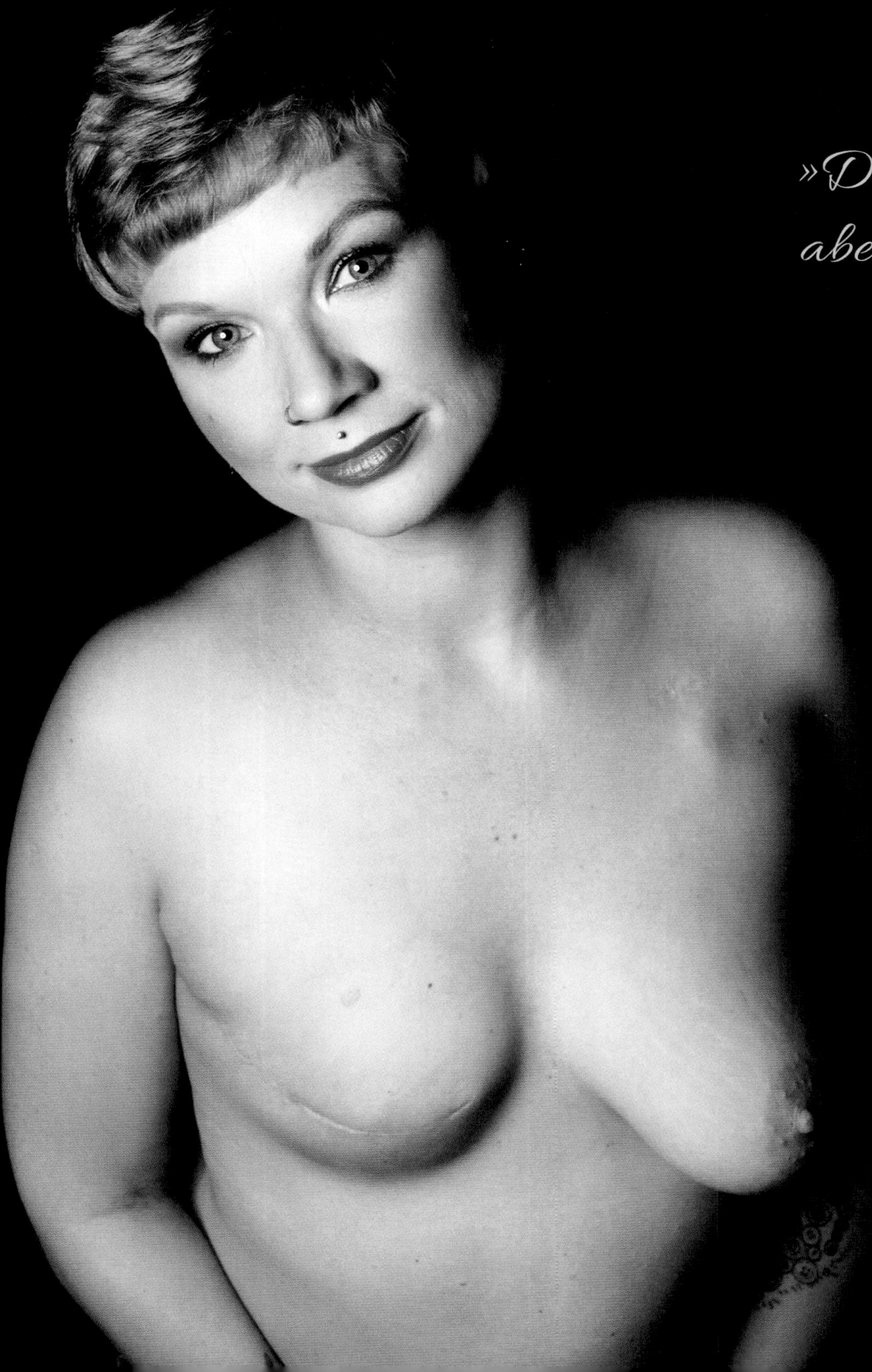

»Das ist ein langer Prozess, aber ich fühle mich auf dem richtigen Weg.«

im Arm. Es war sehr traurig, wenn sie fragten, ob ich bald sterben müsse und ich nur antworten konnte: „Ich weiß es nicht. Ich weiß nicht, wie lange ich noch leben darf."

Von Februar bis Dezember 2020 bekam ich Chemotherapie. Im Oktober war ich krebsfrei und überglücklich. Anfang Dezember kam der Tumor zurück und hatte bereits die Lymphknoten befallen. Ich wurde operiert, die linke Brust wurde abgenommen und zwölf Lymphknoten entfernt. Die OP hatte ich gut überstanden, kaum Schmerzen und auch mental ging es mir gut. Danach bekam ich eine Bestrahlung und eine nächste Chemotherapie. Diese wird in Tablettenform verabreicht und bis zum Lebensende fortgeführt. Wann mein Lebensende sein wird, weiß niemand.

Neben der klassischen schulmedizinischen Behandlung gehe ich in eine naturheilkundliche Praxis. Die Nebenwirkungen der Bestrahlung und der Chemotherapie halten sich dadurch in Grenzen und es geht mir gut.

Meine Lebenseinstellung, meine Familie und mein großartiger Freundeskreis tragen mich über all den Schmerz, den der Krebs verursacht hat, teilen meine Ängste und Sorgen, aber auch meine Freude und Erfolge. Daraus schöpfe ich so viel Kraft.

Dank der Unterstützung des Notmutterdienstes habe ich nun viel Zeit. Ich kann Sport machen, mit dem Hund spazieren gehen, lesen und schreiben. Ich gehe zu vielen Therapien. Ich genieße es, etwas für mich und meine Gesundheit zu tun. Ich ernähre mich bewusster, verzichte auf Zucker. Es geht mir jetzt gut, ich fühle mich weiblich und bin stolz auf meinen Körper.

Ich habe in den letzten Monaten gelernt auf mich zu hören, auf meinen Körper und seine Signale zu achten. Zu spüren was und wer mir guttut, zu entfernen, was mir schadet. Das ist ein langer Prozess, aber ich fühle mich auf dem richtigen Weg.

Endlich habe ich Zeit, Zeit für mich und Zeit für meine Familie. Ich bin voller Dankbarkeit für meine Freunde, meine Kinder und meinen Mann, der mir gezeigt hat, dass er mich wirklich liebt.

Ich unterstütze eine Hilfsorganisation, die Kindern und Jugendlichen, die am Rand der Gesellschaft stehen, eine Stimme gibt und sie darin bestärkt sich verantwortungsvoll in Projekte zu integrieren. Privat helfe ich zwei jungen Menschen, die gerade erst ihre Krebsdiagnose erhalten haben.

Meine Behandlung ist noch nicht zu Ende, wird es nie sein. Durch die neue Chemotherapie, die ich nun in Form von Tabletten erhalte, wurde ich künstlich in die Wechseljahre katapultiert. Ich genieße dennoch das Leben – mein Leben, mit den Menschen, die ich liebe.

Am 5.11.2011, ein Samstagmorgen, entdeckte ich in der Dusche einen Knoten an meiner rechten Brust. Er war groß und plötzlich da. Ich war 36 Jahre alt. Krebs, das konnte nicht sein. Aber was sollte es sonst sein?

Ein paar Wochen zuvor hatte ich nebenberuflich eine Ausbildung zur Rettungssanitäterin begonnen, mein großer Traum. Ich absolvierte einen Wochenendlehrgang im 50 km entfernten Uelzen. Es war eine stressige Zeit, unter der Woche arbeitete ich in Teilzeit in einem Büro. Ich war verheiratet und hatte einen 9-jährigen Sohn. Zwei Jahre zuvor hatten wir ein Haus gekauft und planten ein zweites Kind.

Am folgenden Montag ging ich zu meiner Gynäkologin, am Dienstag folgten Mammografie und Biopsie. Die Ärztin bereitete mich darauf vor, dass es vermutlich nichts Gutes sein würde, aber ich hoffte dennoch auf ein gutartiges Ergebnis.

Am Freitag erhielt ich die Diagnose. Es war Krebs, triple-negativ. Das Gefühl war kaum zu beschreiben, mir wurde der Boden unter den Füßen weggezogen und ich begann zu fallen ⊠ ich wollte einfach nur aufwachen und wieder ein Kind sein.

Ich hatte große Angst meinen Eltern von der Krankheit zu erzählen, dachte sie würden es emotional nicht verkraften. Doch meine Mutter entwickelte unglaubliche Kräfte, um für mich da sein zu können. Meinem Sohn erzählte ich erst ein halbes Jahr später davon.

Dann ging alles schnell, Staging, Port, erste Chemo am 22.11.2011. Für mich bedeutete die Diagnose zu Beginn den sicheren Tod. Ich hatte schreckliche Angst und wusste, dass sie kein guter Begleiter war.

So gut es ging meisterte ich den Alltag. Aus Angst, meine Arbeit zu verlieren, habe ich oft nachts, wenn ich wegen der Medikation nicht schlafen konnte, gearbeitet und tagsüber, wenn mein Sohn in der Schule war, geschlafen. Meine Mutter war bei den ersten Chemos dabei, sie wurde zu einer großen Stütze für mich. Mein Mann flüchtete sich in Arbeit, ich konnte mit ihm nicht über meine Ängste sprechen. Er sagte an Brustkrebs würde ich nicht sterben und ich sollte positiv denken. Ein denkbar schlechter Ratschlag in meiner damaligen Situation.

Meine Begleiter waren neben meinen Eltern meine Schwester und eine Freundin.

Die Haare verlor ich nach der zweiten Chemo. Das war für mich nicht so schlimm, ich hatte eine schöne Perücke. Mein Mann konnte es nicht ertragen mich ohne Haare zu sehen, so trug ich die Perücke auch zuhause.

Heute weiß ich, dass er auch unter meiner Erkrankung gelitten hat, aber damals verstand ich ihn nicht und hätte mir Halt und Unterstützung gewünscht. Ich wusste der Krebs schweißt uns entweder zusammen, oder er trennt uns.

Meine theoretische Ausbildung zur Rettungssanitäterin schloss ich im Dezember, während der Chemotherapie, mit Auszeichnung ab, die praktische Ausbildung musste pausieren.

Als die Chemo beendet war, war ich völlig am Boden. Mit jedem Termin ging es mir schlechter, die Nebenwirkungen nahmen zu, ich war mehrfach im Krankenhaus. Ich verlor den Geschmackssinn, bekam Knochenschmerzen, Übelkeit, geschwollene Lymphknoten. Aber der Tumor verkleinerte sich, die Therapie wirkte. Ich begann, zu hoffen und mir wurde klar, dass ich leben wollte.

Susan, 47 Jahre

»Die letzten Jahre haben mich gelehrt, dass Gesundheit ein kostbares Gut ist und wir dankbar für jeden Tag sein sollten.«

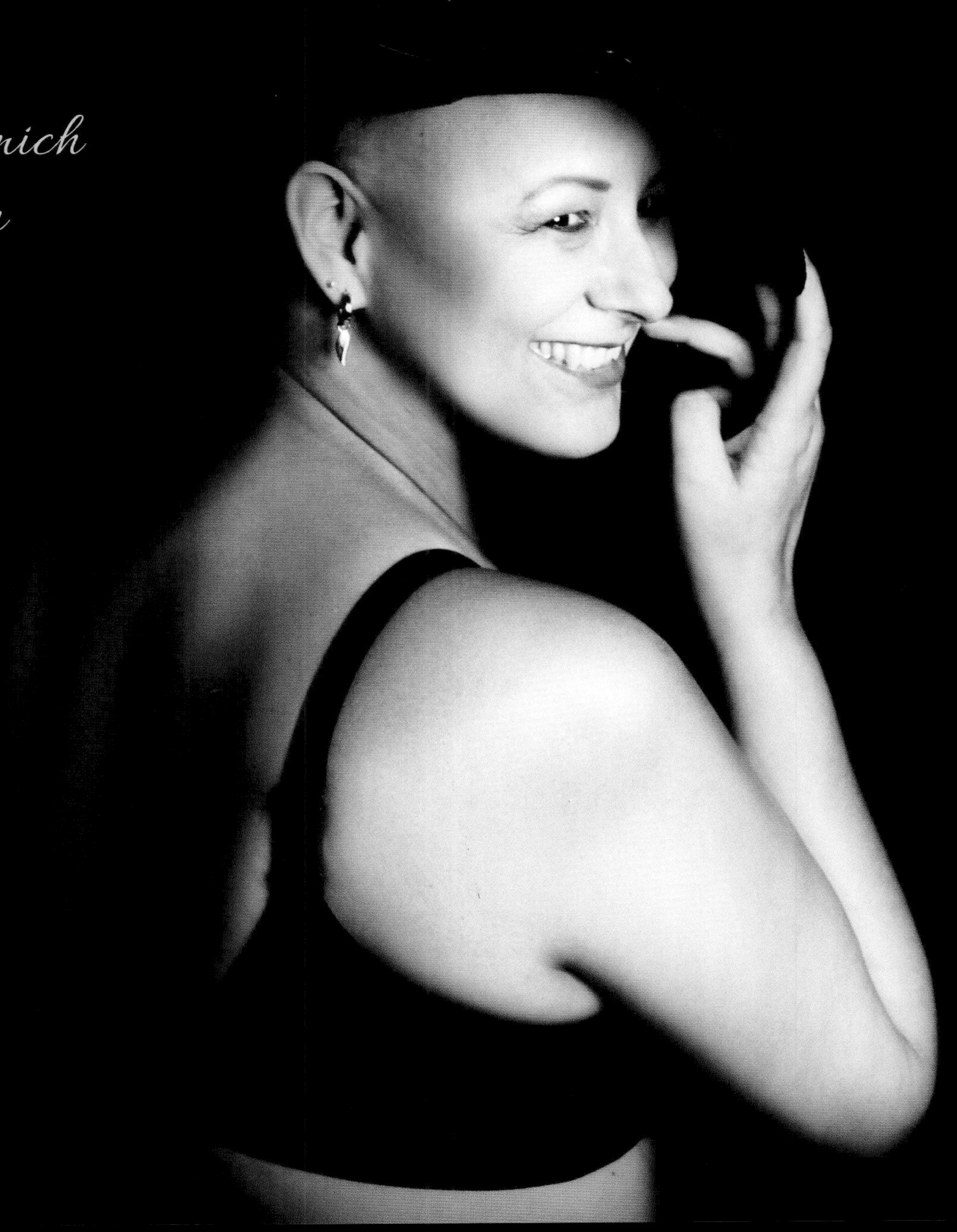

»Mit Liebe und Dankbarkeit habe ich den Weg bis hierhin geschafft.«

Ich habe Menschen verloren, die mir wichtig waren. Viele wussten nicht, wie sie mit mir umgehen sollten und hatten wenig Verständnis dafür, dass ich nicht immer positiv denken konnte. Nur meine Schwester verstand mich. Mit ihr konnte ich über meine Ängste sprechen, sie war immer für mich da.

Die anschließende brusterhaltende Operation brachte eine Komplettremission. Die Bestrahlung empfand ich als unangenehm, aber nicht schlimm. Mein Mann und ich hatten uns so entfremdet, er bekam den Beginn der Bestrahlung nicht mit.

Und dann fiel ich in ein Therapieloch. Ich galt als geheilt, fühlte mich aber nicht gesund.

Gemeinsam mit meinem Sohn fuhr ich zur Anschlussreha nach Grömitz und verbrachte dort eine wunderschöne Zeit. Jeden Tag merkte ich, wie ein wenig mehr Kraft und Energie in meinen sehr verletzten und geschundenen Körper zurückkamen. In dieser Zeit reifte der Gedanke mich von meinem Mann zu trennen.

Im Jahr 2013, als ich mit meiner Therapie fertig war und wieder arbeiten ging, erkrankte meine Mutter an Brustkrebs. Plötzlich stand ich auf der anderen Seite und verstand, wie Angehörige sich fühlen und Angst haben, jemanden zu verlieren, den man liebt. Glücklicherweise wurde ihr Tumor frühzeitig erkannt und konnte operativ entfernt werden, eine Chemotherapie blieb ihr erspart.

Meine Mutter fiel in ein großes psychisches Loch. Meine Schwester und ich bemühten uns sehr um sie und doch hatte ich Angst, selbst depressiv zu werden und keinen Weg hinauszufinden. Meine psychoonkologische Unterstützung, die ich während meiner Therapie in Anspruch genommen hatte, war abgelaufen und ich hatte danach niemanden gefunden, bei dem ich mich wohlfühlte. Mir fehlte auch die Kraft lange auf einen Therapieplatz zu warten.

Im Februar 2015, nach der Trennung von meinem Mann, zog ich mit meinem Sohn in eine kleine 3-Zimmer Wohnung. Es sollte ein Neuanfang werden, voller Selbstbestimmung und liebevollem Umgang.

Ich war gerade dabei meine Wohnung zu streichen, als der Anruf meiner Schwester kam. Sie sollte zu einem MRT ins Krankenhaus fahren, also holte ich sie von ihrem Hausarzt ab und begleitete sie zur Untersuchung. Ich werde nie vergessen, wie viele Ärzte plötzlich um uns herumstanden, da sie so etwas noch nie gesehen hatten. Diagnose: Leberkrebs. Sie war 38 Jahre alt.

Am Anfang waren wir optimistisch, meine Schwester war stark und konnte kämpfen.

Zwei Monate später erhielt mein Vater die Diagnose Pleuramesotheliom (Brustfellkrebs). Die Ärzte gaben ihm nicht mehr viel Zeit. Um ihn aufzubauen, schrieb ich ihm jeden Tag kleine Nachrichten mit positiven Sprüchen und Gedanken. Jeden Tag einen anderen. Zu dieser Zeit hatten wir ein besonderes Verhältnis, wir verstanden uns einfach und ich wollte seine Stütze sein.

Die Ehe meiner Eltern war nicht immer einfach, oft gab es Meinungsverschiedenheiten. Es war keine leichte Kindheit für mich und meine Schwester.

Mein Vater überlebte seine Krankheit und ist seitdem durchgehend in onkologischer Behandlung.

Das Schlimmste, das mir bis heute in meinem Leben passiert ist, war diese Zeit, als ich um das Leben meiner Schwester und um das meines Vaters fürchten musste.

Meine Schwester erlag dem Krebs im Oktober 2016. Ich hatte sie auf allen Wegen begleitet, sie für ihre Stärke bewundert und war ihr sehr nah. Wir sind in dieser Zeit so sehr zusammengewachsen und ich lernte, was Dankbarkeit bedeutet.

Die Beziehung zu meinen Eltern und auch deren Ehe veränderte sich mit dem Tod meiner Schwester. Wir haben jetzt ein sehr inniges und offenes Verhältnis. Ich wünschte so sehr, meine Schwester könnte das erleben. Oft denke ich, dass es ihre Aufgabe im Leben war, unseren Eltern Liebe zu lehren.

Im August 2018 fuhr ich mit dem Auto nach Kiel zu einer Routineuntersuchung. Ich hatte seit einem halben Jahr Panikattacken beim Autofahren und war das erste Mal allein unterwegs, da mich niemand begleiten konnte. In meiner rechten Brust wurde ein Rezidiv festgestellt. Ich war nicht in der Lage, emotional darauf zu reagieren, so viele schreckliche Dinge sind mir im Laufe der letzten Jahre passiert. Wie ich nach Hause kam, weiß ich nicht mehr.

Ein paar Tage später wurde ich operiert, diesmal wurde die Brust entfernt. Ich hatte einen Urlaub in Griechenland geplant und verschob die Chemotherapie auf den Oktober. Ich wollte vor der Therapie noch einmal Kraft und Sonne tanken.

Wieder bekam ich wöchentlich Carboplatin und Paclitaxel, verlor meine Haare und wurde aus dem Leben gerissen. Ich verlor meinen Job und meine Freundin, die

»Meine Schwester erlag dem Krebs im Oktober 2016.
Wir sind in dieser Zeit so sehr zusammengewachsen und ich lernte, was Dankbarkeit bedeutet.«

mich während der ersten Diagnose begleitet hatte. Weitere Erinnerung an diese Zeit habe ich kaum noch.

Bis heute fühle ich mich oft allein, nur wenige Menschen können oder wollen meine Geschichte hören oder können sie verkraften.

Von einem Tag zum anderen versuchte ich, zu überleben.

Ich verbringe viel Zeit mit meinen Eltern, weil niemand vorherzusagen vermag, wie viele Tage wir noch zusammen haben. Und weil ich weiß, dass ich viel mehr Zeit mit meiner Schwester hätte verbringen sollen als es ihr noch gut ging und sie gesund war.

Die letzten Jahre haben mich gelehrt, dass Gesundheit ein kostbares Gut ist und wir dankbar für jeden Tag sein sollten. Oft streiten wir im Leben über Dinge, die unwichtig sind, nur um die eigenen Schwächen nicht eingestehen zu müssen.

Heute gehe ich wieder Vollzeit arbeiten, bin für mich, meinen Sohn und meine Eltern da. Seit zwei Jahren habe ich psychologische Unterstützung und endlich einen Raum, in dem ich meine Ängste, Sorgen und den Kummer aussprechen darf.

Mein Sohn ist erwachsen, macht gerade sein Abitur. Für ihn bin ich jeden Tag aufgestanden, er ist mein starker Grund für das Leben.

Mit Liebe und Dankbarkeit habe ich den Weg bis hierhin geschafft. Ich versuche positiv zu sein, lache gerne, bin offen und neugierig auf das Leben und die Menschen, die mir noch begegnen.

In meiner neuen Arbeit kennt niemand der Kollegen meine Geschichte. Dort werde ich so wahrgenommen, wie ich heute bin, ohne Vergleiche zu meinem früheren Ich, ohne Mitleid und ohne Scheu. Das hilft mir, um mich und meinen veränderten Körper annehmen zu können.

Susan, 47 Jahre

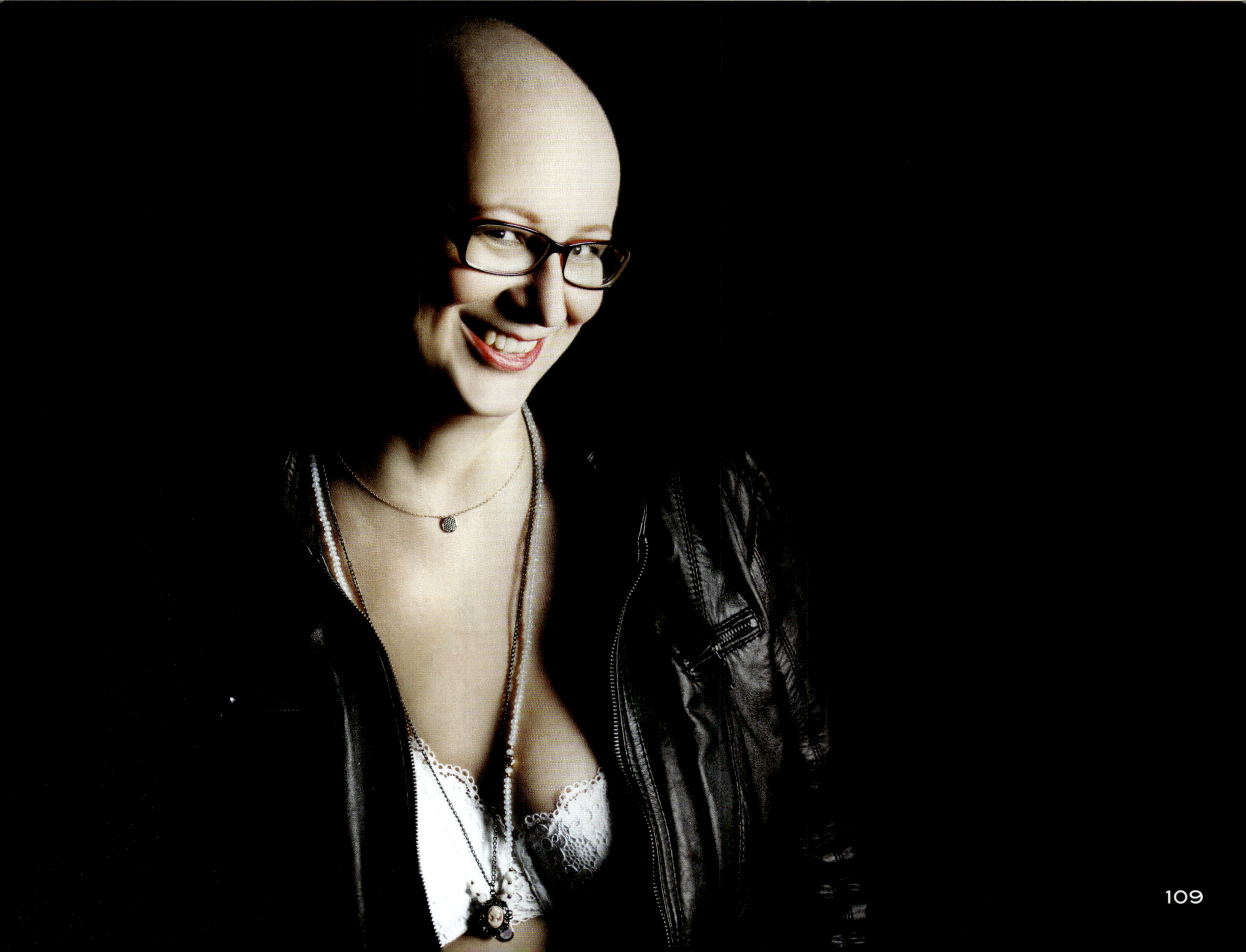

Ich war bei der Diagnose 32 Jahre alt. Ich hatte Elternzeit, mein jüngerer Sohn war gerade ein Jahr alt geworden und ich hatte ihn abgestillt. Er sollte in ein paar Wochen in die Kita gehen und ich genoss die freie Zeit vor dem Wiedereinstieg in den Beruf mit ihm. Zeit für mich selbst hatte ich wenig, meine beiden Jungs forderten mich sehr. Ich war Vollzeitmutti und Hausfrau. Die Beziehung zu meinem Mann war stark, wir haben uns gut ergänzt, Höhen und Tiefen gemeinsam gemeistert. In meinem Leben gab es schon so einige Rückschläge. Durch die Diagnose im Sommer 2019 sind wir noch weiter zusammengewachsen, ein Jahr zuvor haben wir geheiratet und uns gegenseitige Unterstützung in guten wie in schlechten Zeiten versprochen. Als Eltern haben wir funktioniert, als Paar haben wir häufig zurückgesteckt und uns möglicherweise zu wenig um uns gekümmert.

Im Juni 2019 fühlte ich einen Knubbel in meiner linken Brust und dachte es wären Milchreste vom Abstillen. Ich ging zu meiner Frauenärztin und wurde weiter zur Mammografie geschickt. Dort offenbarte man mir, dass es etwas ist, das operiert werden müsse. Mit meinem Befund eilte ich zurück zur Ärztin, die mich daraufhin im Krankenhaus zur Stanzbiopsie anmeldete. Es war ein Freitagmittag, heiß, ich hatte meinen kleinen Sohn die ganze Zeit im Kinderwagen dabei. Ich fühlte mich wie in einer falschen Welt. Als ich meinen Mann anrief und ihn bat den Kleinen zu übernehmen, ließ er sofort alles stehen und liegen. Unter Tränen übergab ich ihm im Wartezimmer unseren Sohn und hoffte auf ein baldiges Erwachen aus diesem Traum.

Nach einer Woche hatte ich die traurige Gewissheit, nach zwei Wochen den Port am Schlüsselbein und die erste Chemo, nach vier Wochen eine Kurzhaarfrisur. Zwischendurch diverse Untersuchungen bei denen ich mir teilweise wie ein Stück Fleisch zur Weiterverarbeitung vorkam. Überall wollten sie meine Brüste sehen, ausziehen, tasten, messen, spritzen, aufnehmen. Und wie war Ihr Name nochmal? Ich funktionierte einfach, Augen zu und durch, einfach machen lassen. Sie werden schon wissen, was richtig ist.

Mein Mann war mir in der ganzen Zeit eine große Stütze, kümmerte sich um die Kinder, organisierte seine Arbeit neu und ließ mich an seiner Schulter weinen.

Meinen Eltern von der Diagnose zu erzählen, fiel mir sehr schwer. Sie wohnen weiter weg, ich musste alles am Telefon berichten. Sie zweifelten nie daran, dass ich wieder gesund werde. Auch sie unterstützten mich und uns tatkräftig, ich hatte lange nicht mehr so eine intensive Zeit mit ihnen verbracht. Meine Jungs haben wir von Anfang an über die Krankheit informiert, sie waren jedoch viel zu klein, um den Ernst der Lage zu verstehen. Greifbar wurde es erst, als die Haare ausgingen. Wir haben versucht, es stets mit Humor zu sehen und niemals Angst zu verbreiten. Wir haben erzählt was wichtig ist, aber nicht mehr als nötig. Für sie war es vermutlich eine spannende Zeit, häufige Besuche von den Großeltern und Papa öfter zu Hause. Sie winkten mir jedes Mal aus dem Fenster, wenn ich mit dem Taxi zur Chemo gebracht wurde, sodass ich immer mit einem Lächeln losgefahren bin.

Ich hatte insgesamt 16 Chemo-Sitzungen und habe sie gut vertragen. Meine Dienstage verbrachte ich mit anderen Frauen kichernd und halb benebelt in der Chemo-Ambulanz. Zum Lesen meiner Zeitungen kam ich nie, weil es immer so viel zu erzählen gab. Das reale Gespräch unter Gleichgesinnten ist

SUSANNE, 35 JAHRE

»Glück ist für mich Kinderlachen, Unbeschwertheit, ein Stück Kuchen, Sonnenschein, tanzen, einfach aus allem das Beste machen.«

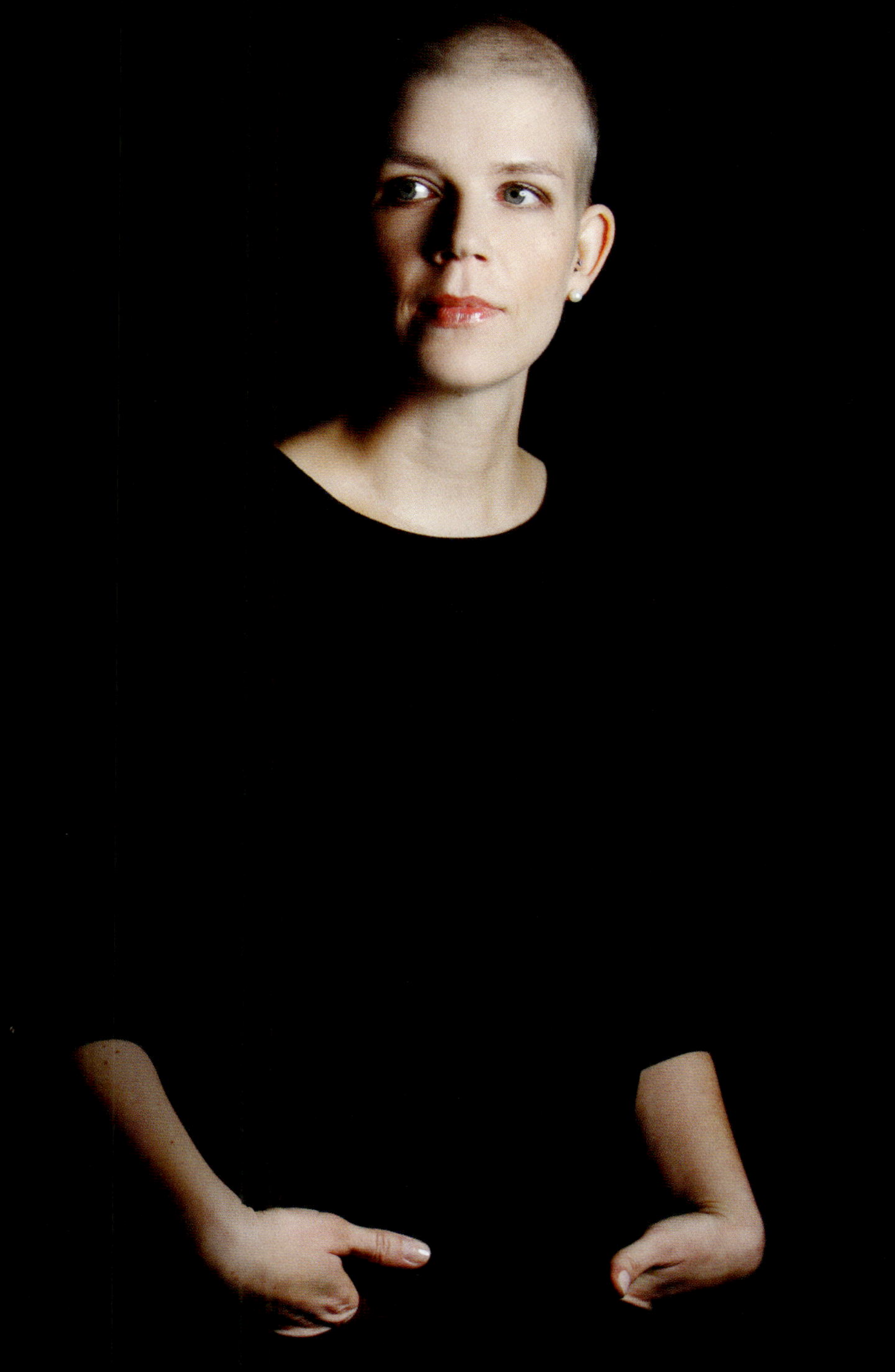

Susanne, 35 Jahre

»Das reale Gespräch unter Gleichgesinnten ist so viel mehr wert als jedes Forum im Internet.«

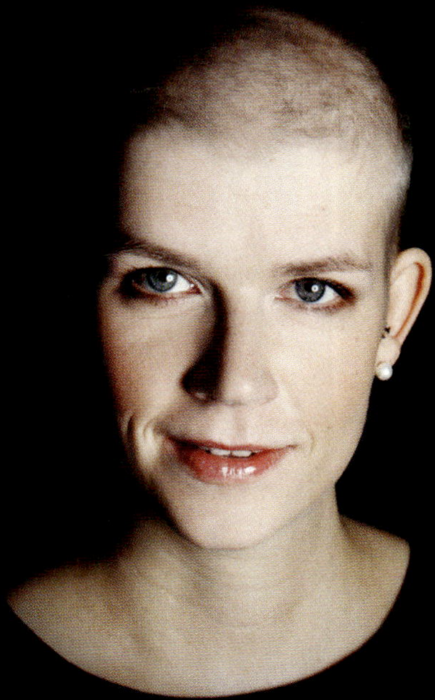

so viel mehr wert als jedes Forum im Internet. Und dennoch fühlte ich mich häufig als wäre ich die einzige junge Brandenburgerin, die Krebs hat.

Ich bekam die Hiobsbotschaft, dass ich die BRCA1 Mutation in mir trage. Na bitte, wenigstens waren die Gene schuld und nicht meine Lebensweise. Aber mir wurde klar, dass mich das Thema nun mein Leben lang begleiten würde.

Ich entschied mich daraufhin für eine beidseitige Mastektomie mit gleichzeitigem Wiederaufbau mit Silikon. Durch Empfehlung kam ich nach Bad Saarow. Im Januar 2020 wurde ich operiert und war insgesamt eine Woche dort.

Die Auswertung des Pathologen hatte mich noch einmal zurückgeworfen, denn der ursprüngliche Tumor war noch vorhanden. Verkleinert zwar, aber nicht komplett durch die Chemo vernichtet. Ich hätte lieber mehr Nebenwirkungen gehabt, denn so überkamen mich oft die Zweifel, ob es denn überhaupt etwas gebracht hatte.

Nach der OP konnte ich mich zunächst gar nicht selbst ansehen. Bei der ersten Visite dachte ich, die neuen Brüste würden platzen. Mein Körper rebellierte, ich bekam Fieber und konnte mich kaum bewegen. Über viele Wochen musste ich zur Nachbehandlung nach Bad Saarow pendeln, meine Haut wehrte sich, Flüssigkeiten lagerten sich ein und ich musste punktiert werden. Im Frühjahr 2020 war alles verheilt und ich kämpfte um eine Reha, die coronabedingt nie stattfand.

Heute geht es mir gut. Die OP ist ziemlich genau ein Jahr her. Ich habe meine körperlichen Veränderungen angenommen und mich mit den Nebenwirkungen der Medikamente arrangiert. Die Krankheit ist in den Hintergrund gerückt. Nur die Kontrolltermine machen mich immer wieder nervös. Ich vertraue meinem Körper, ich bin stolz auf mich und kenne meine eigene Stärke. Dennoch überkommen mich von Zeit zu Zeit die Zweifel, ob sich nicht doch irgendwo böse Zellen versteckt haben und der Alptraum von vorne beginnt. Durch die Kinder habe ich wenig Zeit zum Grübeln. Ich bin ins Arbeitsleben zurückgekehrt und erlebe wieder einen ganz normalen Alltag. Dennoch würde ich mir wünschen, dass man mich auch jetzt nochmal fragt, wie es mir geht oder ob alles okay ist. Es wird nie wieder so sein wie früher. Mein Körpergefühl hat sich geändert, ich horche schneller in mich hinein, ich taste mich ab, beobachte meinen Körper genauer. Ich habe einen Yoga-Kurs belegt, um meinen Körper bewusst zu spüren, mich besser wahrzunehmen. Meine Silikonimplantate habe ich gut angenommen, ich mag meine Brüste – angezogen. In Kleidung vergesse ich völlig, dass sie nicht echt sind. Abends im Bad kommt dann der Schlag ins Gesicht, oder die Rückkehr in die Realität. Sie sind kalt und faltig, die Narben wulstig, es fühlt sich an wie verbrannt und eine Brustwarze ist kaputt. Aber ich kann damit leben. Bikini, Kleider, alles kein Problem, ich muss mich nicht verstecken. Rein äußerlich finde ich mich weiblich. Tief im Inneren fühle ich mich aber nicht mehr als richtige Frau. Seit der Chemo sind meine Eierstöcke medikamentös lahmgelegt und durch meine BRCA 1-Mutation steht mir auch noch eine prophylaktische Entfernung dieser bevor. Während in unserem Freundeskreis gerade zweite und dritte Kinder geboren werden, plage ich mich mit Hitzewallungen und trockener (Schleim-) Haut herum. Meine Freundinnen gehen zum Ultraschall ihrer Babys und bei mir werden die Brüste geschallt. Die Brustdrüsen, mit denen ich unsere Söhne aufgezogen habe, sind weg! Ich werde nie wieder meine Tage haben! Nähe zuzulassen fällt mir schwerer als zuvor.

Ich versuche bewusster zu leben, ernähre mich gesund. Ich liebe die Natur und versuche viel Kraft im Freien zu tanken. Meine Familie ist mir unheimlich wichtig. Aber auch vor der Erkrankung habe ich gut gelebt, ich habe nie geraucht oder getrunken, war aktiv, habe zwei Kinder gestillt, beruflich und privat nach bestem Gewissen gehandelt. Es war ein verdammter Schicksalsschlag und nicht meine Schuld, dass ich krank wurde.

Glück ist für mich Kinderlachen, Unbeschwertheit, ein Stück Kuchen, Sonnenschein, tanzen, einfach aus allem das Beste machen. Ich freue mich auf unsere Kur und fiebere unserem ersten richtigen Urlaub nach Krebs und Corona entgegen. So lange müssen ein Vollbad am Sonntag, laute Musik aus dem Autoradio oder die Freude über meine Orchideenableger als Seelenwärmer reichen.

Kurz vor meinem 45. Geburtstag bekam ich die Diagnose Brustkrebs. Schon vorher war mir aufgefallen, dass meine rechte Brust sich veränderte. Zwei Jahre zuvor, nach einer auffälligen Sonografie zur Routineuntersuchung, wurde bereits eine Stanzbiopsie durchgeführt, die ohne Befund blieb.

In dem Jahr nach dieser Untersuchung war ich nicht bei der Vorsorge. Ich fühlte mich gesund und meine veränderte Brust beunruhigte mich nicht weiter. Ohnehin war dieses Jahr sehr stressig. Ich bewohnte mit meiner Familie ein Einfamilienhaus zur Miete, das verkauft wurde, so dass wir nicht recht wussten, wie es weitergehen würde. Beruflich wurde meine Stundenzahl aufgestockt, so dass ich viel arbeitete. Ich war Krankenschwester im Gruppendienst auf einer Wohngruppe für mehrfach schwerstbehinderte Menschen, eine Arbeit, die ich liebte. Später in diesem Jahr kauften wir ein Eigenheim und verbrachten unseren gesamten Urlaub im Arbeitseinsatz.

Durch all diese äußeren Umstände kam ich nicht dazu, mir Zeit für mich selbst zu nehmen. Meine rechte Brust veränderte sich weiter.

Mein Mann schickte mich schließlich zu einem Arzt. Er war sehr besorgt um mich, gefühlt liebte er mich mehr, als ich selbst mich liebte.

Bei der diesmaligen Stanzbiopsie wusste ich schnell, dass dieser Befund anders aussehen würde. Mein Arzt verhielt sich anders. Nach einigen Tagen, die ich zwischen Hoffen und Bangen verbrachte, lautete die Diagnose: hormonbedingter Tumor in der rechten Brust.

Wir hatten schon einige Menschen aus der Familie an den Krebs verloren, so dass mein Mann und mein damals 15-jähriger Sohn große Angst hatten. Ich selbst fürchtete mich nicht vor dem Sterben, ich hatte Angst vor dem Weg, der nun vor mir lag – vor dem Weg gesund zu werden.

Die Behandlung begann kurze Zeit später mit einer Chemotherapie, in der Hoffnung den Tumor zu verkleinern, um die Brust erhalten zu können. Obwohl meine Ärztin mir deutlich gesagt hatte, dass die Brust aufgrund der Größe des Tumors nicht erhalten werden könnte, hoffte ich sehr darauf. Ich wollte meine Brust nicht verlieren. Meine Weiblichkeit und einen Teil meines Körpers, den ich sehr mochte. Ich brauchte lange Zeit, um dieses Schicksal anzunehmen.

Die Chemotherapie hatte den Tumor leider nicht verkleinert, sondern durchlöchert. So folgte fünf Monate später die große Operation, in der meine rechte Brust komplett entfernt wurde.

Ich erwachte aus der Narkose und fühlte mich gut. Der Tumor war weg und das gab mir ein Gefühl der Erleichterung.

Später an diesem Tag wurde mir schwindlig und ich fiel in einen Schockzustand. Als die Ärztin zum Kontrollbesuch kam und hinter den Verband schaute, sah sie ein Hämatom, was darauf hindeutete, dass sich ein Blutgefäß geöffnet hatte. Bis zu diesem Zeitpunkt hatte sich schon ein Liter Blut gesammelt, so dass ich sofort nachoperiert werden musste.

Nach dieser OP hatte ich große Angst vor dem Anblick meines Brustbereiches. Mit der liebevollen Unterstützung meines Mannes sahen wir gemeinsam die Wunde an und es war gar nicht schlimm. Im Gegenteil, die Narbe sah gut aus. Seitdem kann ich mich gut ansehen und auch berühren. Da ich meinen Arm noch nicht wieder über den Kopf heben konnte, musste die Bestrahlung warten, was mir Zeit zum Durchatmen und Erholen gab.

Nach der Bestrahlung ein paar Wochen später, der Antihormontherapie und der Anschlussheilbehandlung blieb ich einige Monate Zuhause, um neue Kraft zu tanken. Etwa 18 Monate nach der Diagnose ging ich an einem neuen Einsatzort wieder arbeiten, hatte einen großartigen Start und

Tanja, 48 Jahre

*»Niemand weiß
wie viel Zeit uns bleibt
und so versuche ich jeden Tag mit
Leben zu füllen.«*

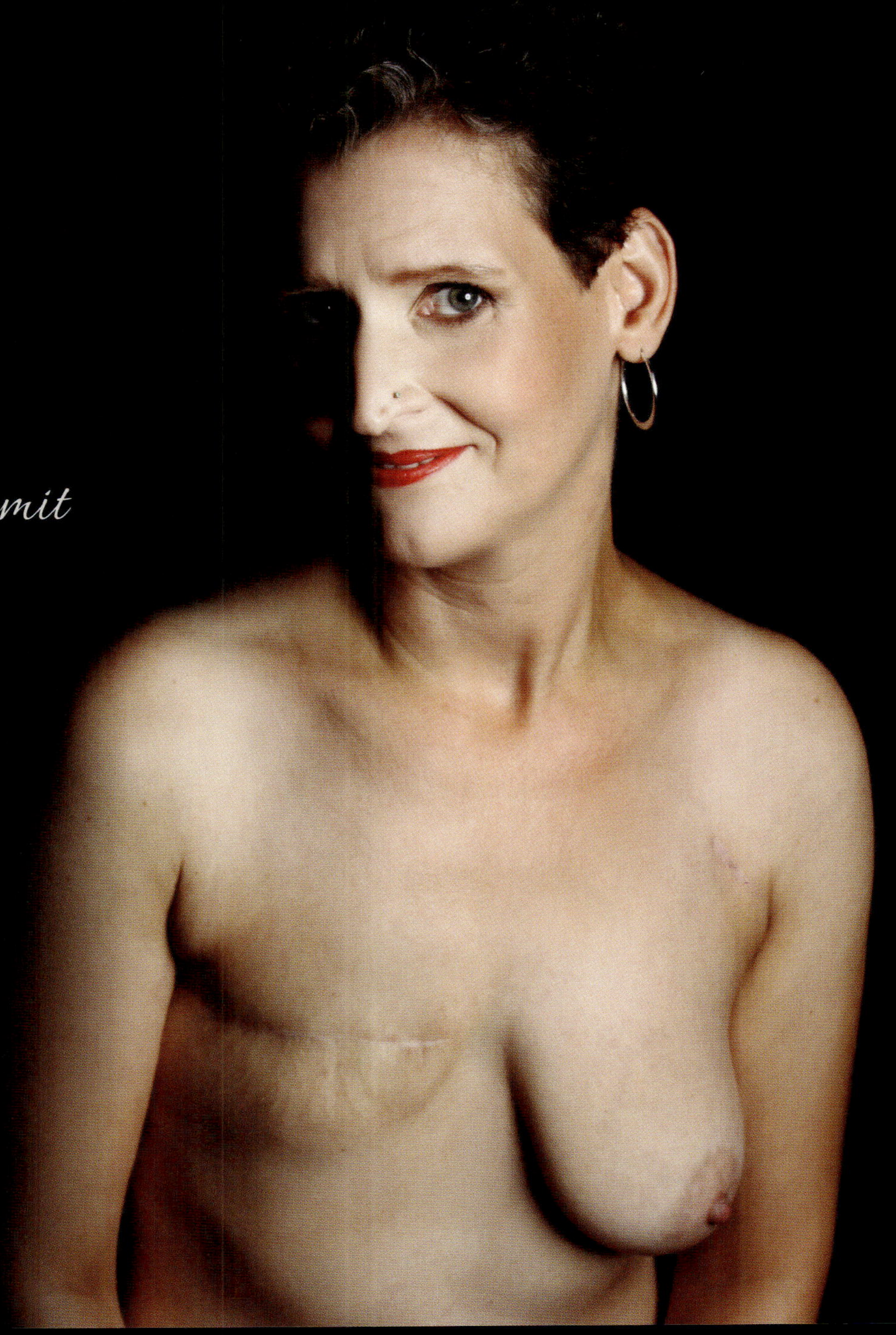

Tanja, 48 Jahre

»Vor allem aber liebe ich das Leben, hier und jetzt, so wie es ist!«

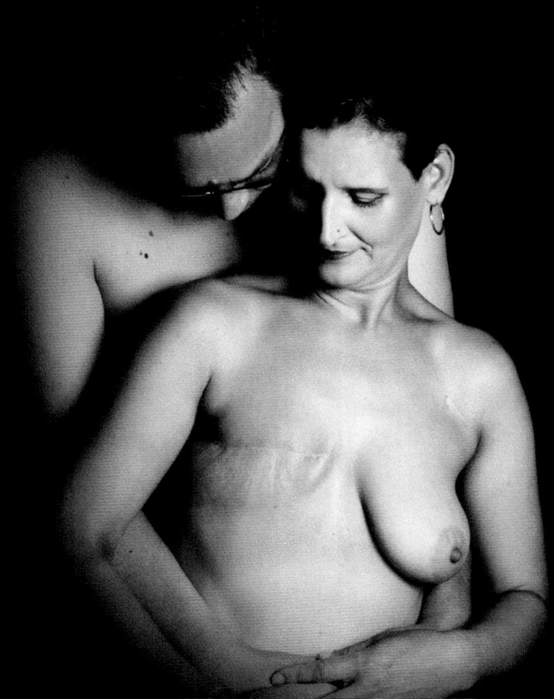

tolle Kollegen. Den Jahrestag meiner OP feierte ich mit meinen Lieblingsmenschen eine große Party unter dem Motto „ein Jahr krebsfrei".

Und dann holte das Leben zu einem Rückschlag aus.

Im März 2020 waren meine Tumormarker erhöht und mein Onkologe veranlasste ein CT. Ich fühlte mich wie vor den Kopf gestoßen, hatte Angst, sorgte mich, gleichzeitig war da Hoffnung und Mut. Es konnte doch nicht sein, ich fühlte mich gesund und hatte keine Schmerzen.

Nach einem CT unter Coronabedingungen bemühte ich mich sehr um ein Arztgespräch. Dieser informierte mich über eine Auffälligkeit im linken Beckenkamm. Die Zeit blieb stehen, ein Abgrund tat sich auf. War der Krebs noch da?

Eine Knochenszintigrafie zeigte keine weiteren Tumore, eine Knochenbiopsie sollte Aufschluss darüber geben, ob es sich um die gleichen Krebszellen wie in der Brust handelte.

Das erste Ergebnis dieser Biopsie wurde durch zu langes Liegenlassen verfälscht. Nach einem Terminchaos wurde eine zweite Biopsie durchgeführt, doch auch hier gab es kein sicheres Ergebnis, da laut Arzt zu wenig Material entnommen wurde.

Bevor ich ein drittes Mal zu dieser Untersuchung meine Zustimmung gab, wollte ich mit meiner Familie in den Urlaub fahren, um zu entscheiden was ich für mich selbst möchte, ich wollte meinen Kopf frei bekommen.

Ich entschied mich schließlich für das Leben. Für die bestmögliche Therapie, die mir von den Ärzten vorgeschlagen wurde. Und so ließ ich erneut eine Biopsie durchführen. Es folgten 15 Einheiten Bestrahlung und eine Umstellung der Antihormontherapie.

Die Tatsache, dass ich nun zu den metastasierten Brustkrebsbetroffenen gehörte, ließ mich in ein tiefes Loch fallen. War ich jetzt chronisch krank? Bestand eine Chance auf Heilung?

Ich ging weiterarbeiten, um mir ein Stück Normalität zu erhalten, mich abzulenken. Ich hatte Angst davor allein mit meinen Gedanken zu sein, von meinen Gefühlen überrollt zu werden.

Ende August startete meine Reha. Diese Wochen habe ich sehr genossen, ich hatte Zeit zum Erholen, Kraft tanken, zur Ruhe kommen. Ich habe mich dazu entschieden einen Antrag auf Erwerbsminderungsrente zu stellen, so kann ich mir selbst die Zeit geben, um zu schauen, wie sich meine körperliche und seelische Verfassung entwickelt.

Ich befinde mich jetzt in medikamentöser Dauertherapie. Ich darf Selbstfürsorge betreiben. Meinen Beruf kann ich nur gut ausüben, wenn es mir selbst gut geht.

Mittlerweile fühle ich mich bei mir angekommen, ich lebe bewusster und dankbarer. Niemand weiß wie viel Zeit uns bleibt und so versuche ich jeden Tag mit Leben zu füllen. Natürlich gibt es auch bei mir Momente, in denen ich mich nicht in meiner Mitte fühle, doch durch psychotherapeutische Unterstützung konnte ich viel Altballast loswerden und durchlaufe ein Aufräumen meiner Seele. Ich darf Schwäche zeigen und muss nicht perfekt sein. Ich darf liebevoll und sanft mit mir umgehen.

Noch heute habe ich Kontakt zu Menschen, die ich in der Reha kennenlernen durfte. Uns verbindet ein gemeinsames Schicksal. Ich habe mich einer Selbsthilfegruppe angeschlossen und tausche mich intensiv aus.

Meine Brust habe ich mir nicht wieder aufbauen lassen, da ich nicht sicher bin, welches der richtige Weg für mich ist. Vielleicht lasse ich die Rekonstruktion eines Tages durchführen, vielleicht auch nicht. Ich fühle mich auch mit nur einer Brust weiblich und kann Nähe zulassen. Grundsätzlich fühle ich mich jetzt wohler in meinem Körper als vor der Erkrankung.

Ich habe gelernt bewusster zu leben, dankbarer. Ich meditiere, um mich zu erden. Vor allem aber liebe ich das Leben, hier und jetzt, so wie es ist!

Ulrike, 39 Jahre

»Ich muss nicht mehr perfekt sein.
Was ist schon perfekt?«

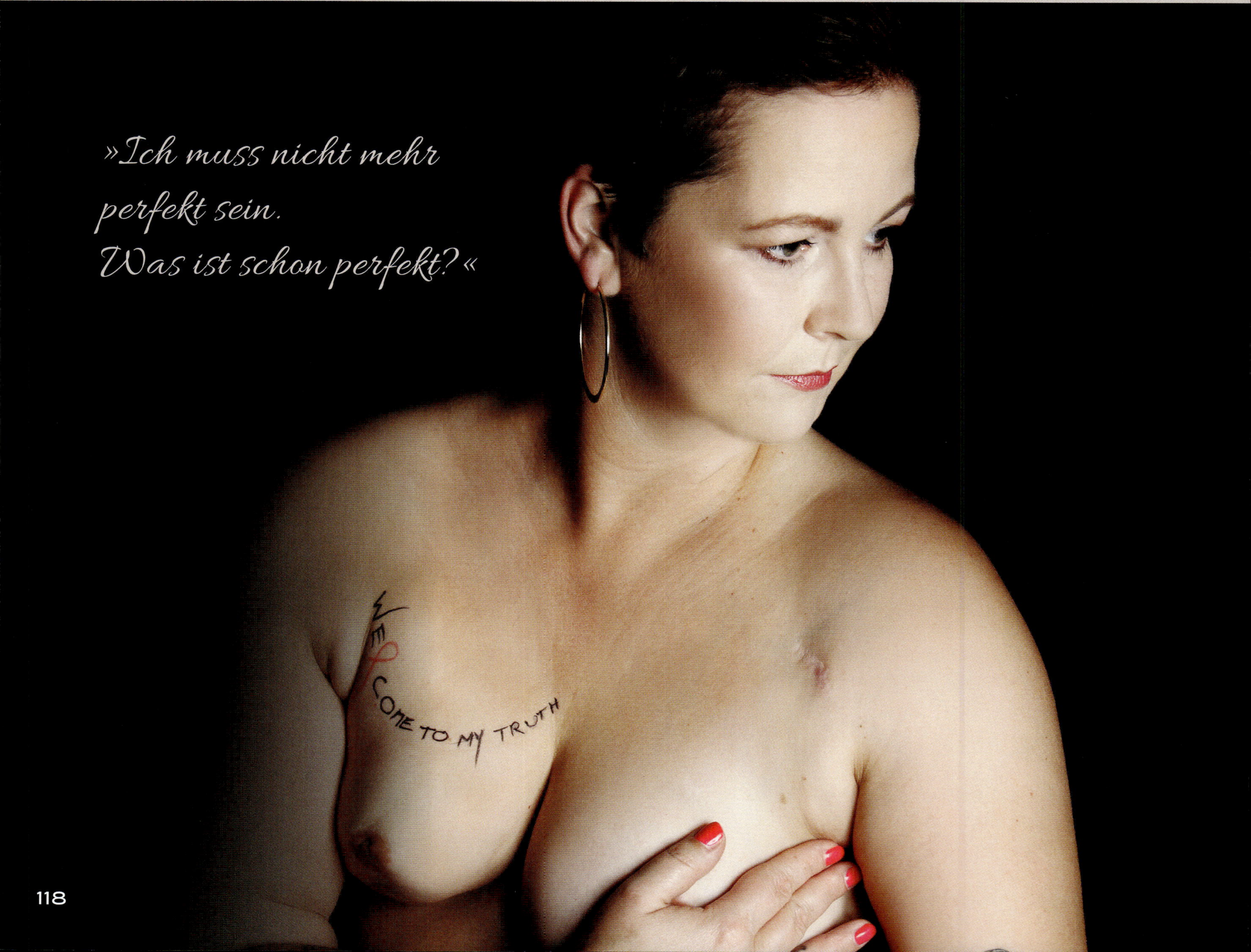

Als ich 15 Jahre alt war, erkrankte meine Mutter an Krebs, als ich 18 war, verlor ich sie daran. Seitdem war die Krankheit immer sehr präsent in meinem Leben, denn ich ging regelmäßig und engmaschig zu Vorsorgeuntersuchungen und der Mammographie.

Mit 35 Jahren war ich Mutter eines kleinen Mädchens und lebte mit meiner Familie in Brandenburg. Die Beziehung zu meinem Partner, dem Vater unserer Tochter, war nicht immer glücklich, unsere finanzielle Situation war katastrophal. Im Grunde hatte ich durch die Unmengen an Sorgen niemals Zeit für mich allein.

Als ich im Mai 2017 Beschwerden in meiner Brust bekam, fühlte ich intuitiv, dass etwas nicht stimmte. Ich ließ mich von meinem Gynäkologen untersuchen. Er konnte keine Auffälligkeiten feststellen, schickte mich aber vorsichtshalber in die Charité zu einer Stanzbiopsie. Auch dort ging man davon aus, dass die entnommenen Zellen gutartig waren.

Die Diagnose war dennoch ein Schock! Ich bin sicher das geht allen Frauen so, egal, wie sehr man darauf vorbereitet ist.

Ich saß allein in einem kleinen Arztzimmer und sah zu, wie der Mund der Ärztin sich bewegte, ich hörte sie nicht, hatte abgeschalten. Zu viele Dinge gingen mir durch den Kopf. Alles auf einmal. Mein süßes kleines Mädchen, meine Tochter. Ich wusste, was das für sie bedeuten würde, ich hatte es selbst erlebt. Ich rief meinen Partner an, er war nicht erreichbar und ich fühlte mich so allein.

Die Tage nach der Diagnose funktionierte ich nur. Von einem Teil meiner Familie fühlte ich mich unverstanden, mein Partner tat als wäre nichts gewesen und mein Großvater spielte die Situation herunter. Dabei hatte er erst zwei Wochen zuvor seine Frau an den Krebs verloren.

Ich versuchte weiterzumachen wie vorher, fühlte mich aber zunehmend überfordert und bekam ein schlechtes Gewissen, weil ich einfach nicht mehr funktionierte. Es war eine furchtbare Zeit.

Schnell wurde ich in die Maschinerie der Krebstherapie gezogen. Auf eine Mastektomie folgte der Aufbau mit Silikon. Mein Körper reagierte darauf mit einer Staphylokokkeninfektion. In einer erneuten Operation wurde das betroffene Gewebe entfernt. Zwei Wochen später, am 4. Geburtstag meiner Tochter, öffnete sich plötzlich beim Spielen die Zwickelnaht und ich konnte direkt auf das Implantat schauen. In einer folgenden Operation wurde das Silikonkissen entfernt und durch einen Expander ersetzt, der wöchentlich durch ein Magnetventil befüllt werden sollte, um die Haut zu weiten. Bei einem dieser Termine durchstach die Ärztin diesen versehentlich bis auf das Rippenfell. Er konnte nicht mehr genutzt werden und wurde in einer weiteren OP durch ein kleineres Silikonkissen ersetzt.

In der Charité gab es zu der Zeit, als ich dort stationär aufgenommen wurde, keine festen Besuchszeiten, so dass meine Freunde mich bis in die Nacht besuchen kamen. Sie brachten Eis und Pizza mit und mein bester Freund setzte sich zu mir auf das Bett und teilte seine Musik mit mir. Meine Freundin erwartete zu der Zeit ihr erstes Kind und gemeinsam sahen wir ihrem Bauch beim Wachsen zu und freuten uns auf das neue Leben. Diese Momente, in denen alles schlief und der Krebs nicht wichtig war, gaben mir Kraft und spendeten mir Trost.

»Viele Dinge sind jetzt ganz anders gewichtet, ich lebe nach dem Motto: Mach, dass dein Herz das Schönste an dir ist.«

Nachdem ich die Chemotherapie und die anschließende Bestrahlung hinter mir hatte, war für den Frühsommer 2019 die Angleichung der gesunden Brust geplant. Leider entwickelte sich bei mir nach der Operation eine großflächige Wundheilungsstörung mit nekrotischem Gewebe. Dieses wurde in fünf äußerst schmerzvollen Terminen abgetragen. Es war schwer für mich diese Tortur über mich ergehen zu lassen und mich gleichzeitig um meine Tochter zu kümmern, zudem heilte die Wunde einfach nicht. Ich konsultierte daraufhin einen Arzt außerhalb der Charité, der die handtellergroße Stelle mit Braunovidon behandelte, es heilte innerhalb weniger Tage.

Jetzt, nachdem fast zwei weitere Jahre vergangen sind, habe ich die Kraft gefunden mich von meinem damaligen Partner zu lösen. Ich bin noch mitten in dem Prozess, schaffe es aber immer besser durch gezielte Übungen und Ruhephasen meine Ängste in den Griff zu bekommen. Viele Dinge sind jetzt ganz anders gewichtet, ich lebe nach dem Motto: Mach, dass dein Herz das Schönste an dir ist.

Ich muss nicht mehr perfekt sein. Was ist schon perfekt? Äußerlichkeiten sind mir viel weniger wichtig, in erster Linie möchte ich glücklich sein und glückliche Menschen um mich herum haben.

Ich habe einen neuen Mann an meiner Seite, jemanden, der mich liebt, dem ich vertraue und der zu mir hält. Mit ihm habe ich auch mein Körpergefühl als Frau zurückgewonnen. Selbstverständlichkeiten waren für mich Luxus. Ich hatte es verlernt, verlernt glücklich zu sein! Nun bin ich es wieder!

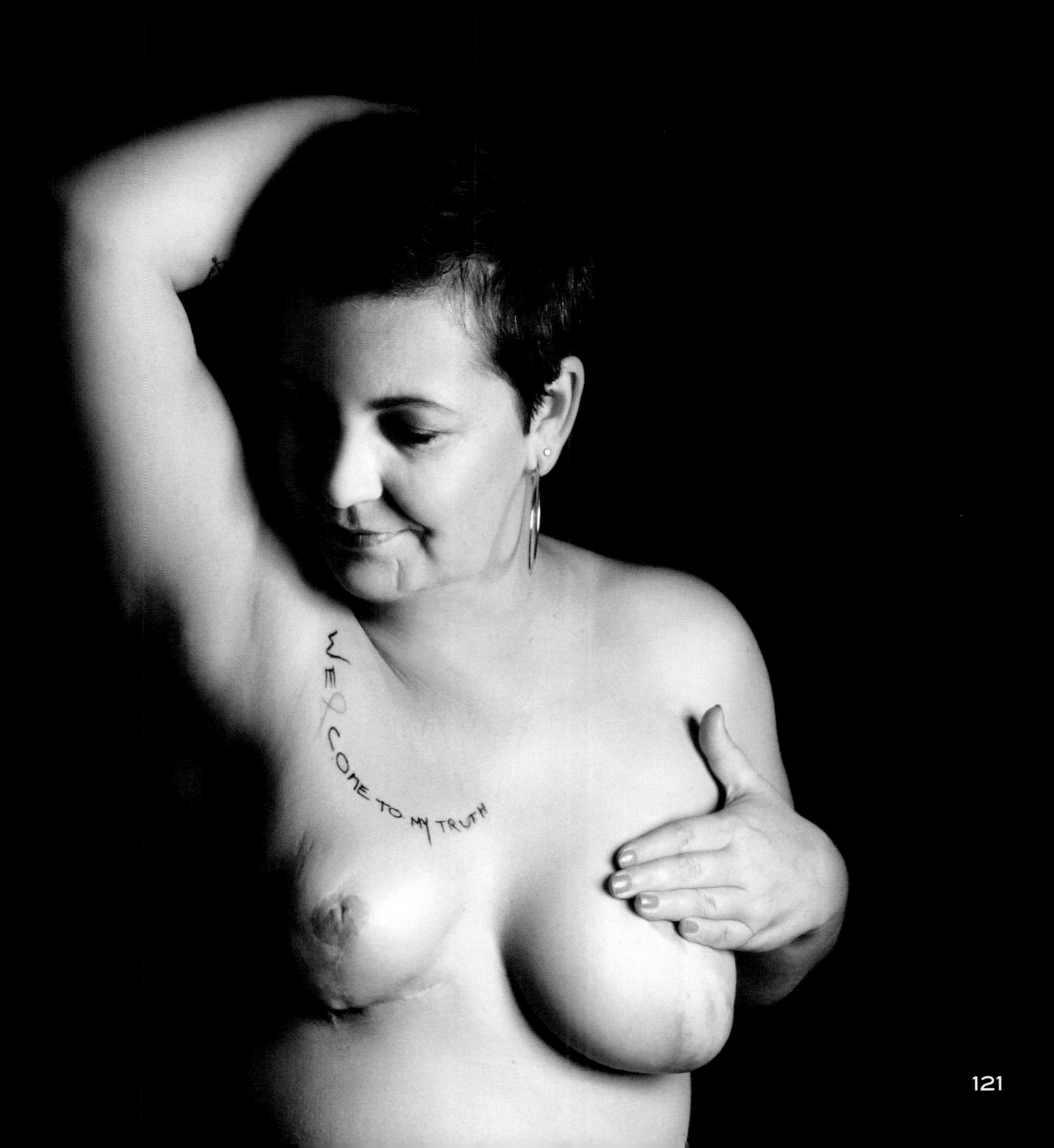
WELCOME TO MY TRUTH

Im Jahr 2005 habe ich meine Mutter verloren. Sie war 58 Jahre alt und lag überraschend eines morgens leblos im Wohnzimmer. Meine Oma hatte sie gefunden und mich sofort angerufen.

Seit dem Tag hatte ich mich noch intensiver um meine Oma, zu der ich schon immer eine enge Bindung hatte, gekümmert.

Auch wenn man denkt, dass so etwas nur einmal im Leben passiert, lag mein Vater 2011 mit 67 Jahren tot in seinem Bett. Da nun beide Elternteile unerwartet und plötzlich gestorben waren, wurde mein Vater untersucht, er starb an einer Lungenembolie. Ein vermeintlich gesunder Mann, der kein Alkohol trank, nicht rauchte und viel Sport getrieben hatte.

Im Sommer des gleichen Jahres bin ich mit meinem damals vier-jährigen Sohn zur Kur gefahren, da es mir schwer fiel, mit der Trauer umzugehen, ich hatte körperlich stark abgebaut.

Im Herbst 2011 habe ich erfahren, dass ich wieder schwanger war. Mein Mann und ich waren darüber sehr glücklich, haben uns riesig gefreut und positiv in die Zukunft geschaut. Auch meine Oma, die mit ihren 94 Jahren noch geistig top fit war, freute sich sehr über einen weiteren Urenkel und verfolgte meine Schwangerschaft mit großem Interesse.

Weihnachten 2011 ist sie gestürzt und am 9. Januar 2012 verstorben. Ich war jeden Tag bis zum letzten Moment bei ihr, während sich in meinem Bauch ein neues Leben bewegte.

Im Juni 2012 kam bei einer wunderschönen Hausgeburt Henri zur Welt und machte unsere kleine Familie komplett. Ich war glücklich und doch auch immer noch sehr traurig.

Ich hatte mir vorgenommen, meinen kleinen Sohn, wie auch mein erstes Kind zuvor, ein ganzes Jahr voll zu stillen. Es funktionierte wunderbar, doch als Henri 10 Monate alt war, ertastete ich beim Stillen einen Knoten in der rechten Brust. Ich dachte zuerst, es sei eine Milchdrüse, doch auch das Ausstreichen änderte nichts an dem Tastbefund. Vier Tage später hatte ich Gewissheit: Ich hatte Brustkrebs.

Ich werde nie vergessen, wie mein Mann in der Praxis meiner Frauenärztin regelrecht zusammengebrochen ist und geweint hat. Das war für mich der Punkt, an dem ich dachte: Ich muss das überleben und kämpfen!

Meine Oma sagte immer, wenn sie in eine schwierige Situation kam, diesen Satz zu sich selbst: JETZT ERST RECHT! Daran musste ich seit ihrem Tod oft denken und gerade in dem Moment, als die Welt um mich herum zusammenbrach, kam er mir in den Sinn. Jetzt erst recht!

Es folgten viele Untersuchungen im Krankenhaus und Aufklärungsgespräche bezüglich der Chemotherapie. Zum Glück konnten keine weiteren Metastasen gefunden werden, jedoch stellte sich beim MRT heraus, dass ich insgesamt vier Tumore in meiner rechten Brust hatte. Und das alles in einem Doppel A-Körbchen!

Am 30. April 2013 hatte ich meine erste Chemo und während alle um mich herum fröhlich in den Mai tanzten, startete ich meinen Kampf.

Im November 2013 folgte die Mastektomie der rechten Brust. Im März 2016 bekam ich den Expander für den Wiederaufbau, der im Oktober 2016 mit Silikon ausgetauscht wurde.

Verena, 41 Jahre

»Jetzt erst recht!!
Jetzt lebe ich erst recht
intensiver, positiver und
einfach glücklicher!«

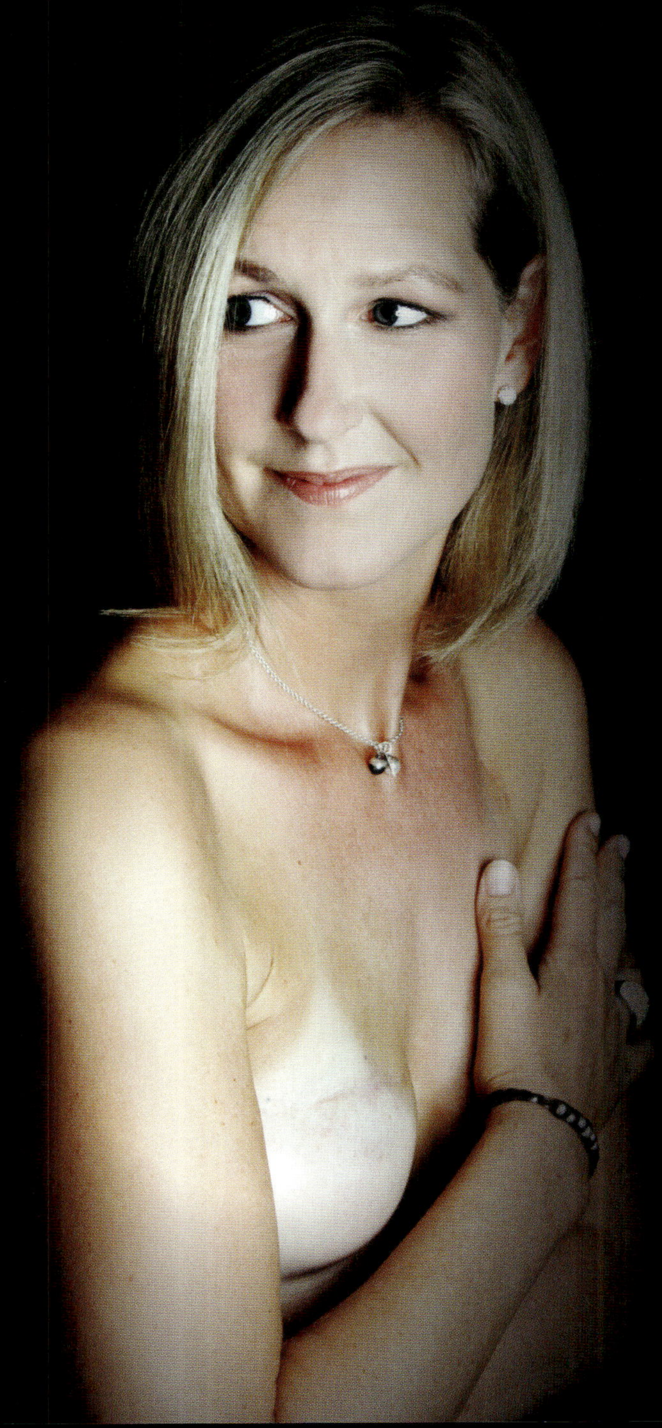

Verena, 41 Jahre

*»Jetzt erst recht!!
Jetzt bin ich erst recht schön,
auch mit Narben und ohne
Brustwarze.«*

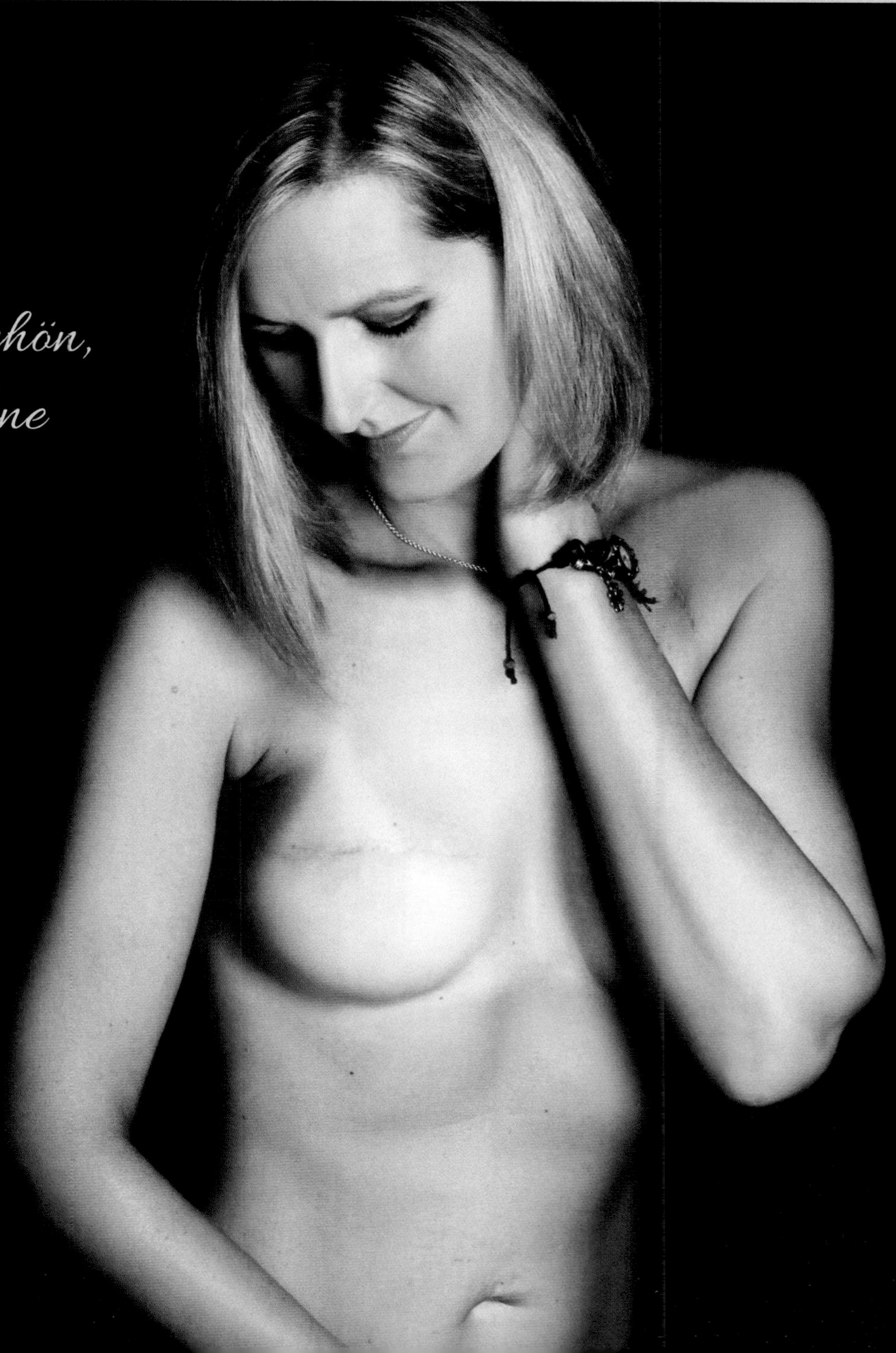

Mit der Entscheidung einen Aufbau zu machen, habe ich mir viel Zeit gelassen, da die Ärzte nach der Chemotherapie und der Bestrahlung davon abgerieten.

Eine Ärztin des St. Franziskus-Hospitals in Münster machte mir jedoch Mut es wenigstens zu versuchen und da ich nicht genug Eigenfett für eine andere Aufbaumethode hatte, haben wir es gewagt mit Silikon zu arbeiten, auch auf die Gefahr einer Kapselfibrose hin. Der Aufenthalt in der Klinik in Münster war fast wie ein kleiner Urlaub, die Schwestern hatten sehr viel Zeit, waren sehr freundlich und kamen sogar morgens mit Milchkaffee ins Zimmer.

Ich bin bis heute sehr zufrieden mit dem Ergebnis und froh, es gewagt zu haben. Manchmal braucht es einfach länger, damit es gut wird.

Heute bin ich sehr glücklich über mein Leben und über meine kleine Familie. Ich habe einen Mann, der bis heute wie ein Fels neben mir steht und jede Schlacht mit mir kämpft! Mein großer Sohn ist zu einem fürsorglichen und gewissenhaften 13-jährigen Jungen herangewachsen und Henri ist mittlerweile 8 Jahre alt. Ich durfte vieles erleben, von dem ich vor ein paar Jahren gedacht hätte, es nicht mehr erleben zu dürfen. Ich genieße viele Momente intensiver, freue mich sehr über manch alltägliche Dinge und denke mit viel Liebe und Dankbarkeit an meine Eltern und meine Oma und nicht mehr mit tiefer Traurigkeit.

JETZT ERST RECHT! Jetzt lebe ich erst recht intensiver, positiver und einfach glücklicher!

Gegen die große Angst, die manchmal, wenn es im Körper zwickt, kommt, kann ich auch nach so vielen Jahren nur wenig machen. Aber ich kann es mittlerweile besser verarbeiten und habe auch noch immer die Frauenärztin meines Vertrauens an meiner Seite, die für mich da ist, wenn ich es brauche und eine Untersuchung durchführt oder veranlasst, damit ich wieder beruhigt bin.

Ich brauche weiter starke Menschen in meinem Leben, damit ich auch stark sein kann und im Inneren weiß: Ich bin jetzt gesund.

Ohne Erwartungen bin ich im Sommer 2020 mit meiner besten Freundin nach Brandenburg an der Havel zu einem „schön & stark"-Fototermin gefahren. Was das für ein schöner Ausflug werden sollte, war uns gar nicht bewusst. Das Einzelshooting war für mich und meine Selbstwahrnehmung unbezahlbar. Das Schminken, die gemachten Haare, die Gespräche, die wir geführt haben, das Ausziehen und mich einfach als Frau fühlen. Als ich hinterher die Bilder in den Händen gehalten habe, musste ich weinen. Da war es wieder, mein JETZT ERST RECHT! Jetzt bin ich erst recht schön, auch mit Narben und ohne Brustwarze. Der Krebs hat innerlich und äußerlich Spuren hinterlassen, aber er hat mir mein Leben nicht genommen. Im Gegenteil, er hat mir mein Leben bewusst gemacht und mir gezeigt, wie man es intensiver leben kann. Die Fotos hätte ich ohne dieses Projekt nie bekommen, die wundervollen Frauen vom „schön & stark" Gruppenshooting nie getroffen, dich und dein Team nie kennengelernt ohne den Krebs. Beide Fototermine haben mich weiter gestärkt und mir unendlich viel Kraft gegeben.

An der Entstehung dieses Buches sind viele Menschen beteiligt, es ist eine Gruppenarbeit, ich habe es nicht allein geschrieben. Die Anregung zu diesem Werk kam von den vielen Frauen, die ich im Laufe der letzten Jahre fotografieren und interviewen durfte, die mir ihr Vertrauen geschenkt haben, die zu sich selbst stehen und mit ihrer Geschichte Mut und Stärke, Liebe und Zuversicht ausstrahlen. Ihr alle seid eine Inspiration und ich bin stolz darauf euch fotografiert und kennengelernt zu haben.

Ich möchte besonders meinen wundervollen Mitstreiterinnen danken, die mich unterstützen und mir den Rücken stärken, seit ich Ende des Jahres 2018 den Mut hatte mit „schön & stark – Frauen mit Krebs, ein Fotoprojekt für mehr Selbstliebe" hinaus in die Welt zu gehen: Maria Markusch, Audry Romano und Katja Waller. Das Buch ist ein Teil meiner und unserer Arbeit aus dem Fotostudio.

Weiterhin geht mein Dank an alle Frauen, die mich im Laufe der Zeit begleitet haben, insbesondere Lina Müller, die mich ermutigt hat mit diesem Buch zu beginnen. Wir alle formen einander, keine Begegnung ist zufällig.

Ich danke meiner Familie für die Liebe und Unterstützung, so dass ich die Zeit und Ruhe zum Schreiben dieses Buches finden konnte. Für das Reden über die gemachten Erfahrungen, für den Austausch und das Zuhören.

Ich danke meinen Kindern für die Geduld mit mir, und dafür, dass sie mir immer wieder zeigen, was Lebensfreude, Liebe und Vertrauen bedeutet.

Meiner Mutter, für das Lesen der Texte, ihren Rat und ihre unerschütterliche Zuversicht in mich und mein Arbeiten und Wirken seit ich denken kann.

Danke an meinen Partner, der mir die nötige Kraft und Ausdauer vermittelt, die es braucht, um ein solches Werk fertigzustellen. Es bedeutet mir so viel, dass du nicht nur die guten Momente, sondern auch die Arbeit, das Lernen und Recherchieren und manchmal auch die Ungeduld mitträgst.

Vielen Dank an meine Freunde, vor allem Ella Pettelkau, die sich aufrichtig an meinen Fortschritten, Erfolgen und Meilensteinen erfreuen und mir immer wieder voller Zuversicht mit aufmunternden Worten zur Seite stehen.

Es ist mein Herzenswunsch, dass jede Frau sich schön und wertvoll fühlt. Mit diesem Werk möchte ich dabei helfen, dass jede Einzelne von ihnen mehr in ihre eigene Kraft kommt und die eigene Stärke erkennt. Danke an dich, liebe Leserin/lieber Leser, dass du mit dem Erwerb dieses Buches bereits auf dem Weg bist zu erkennen, dass du so, wie du bist, bereits vollkommen bist.

Danksagung

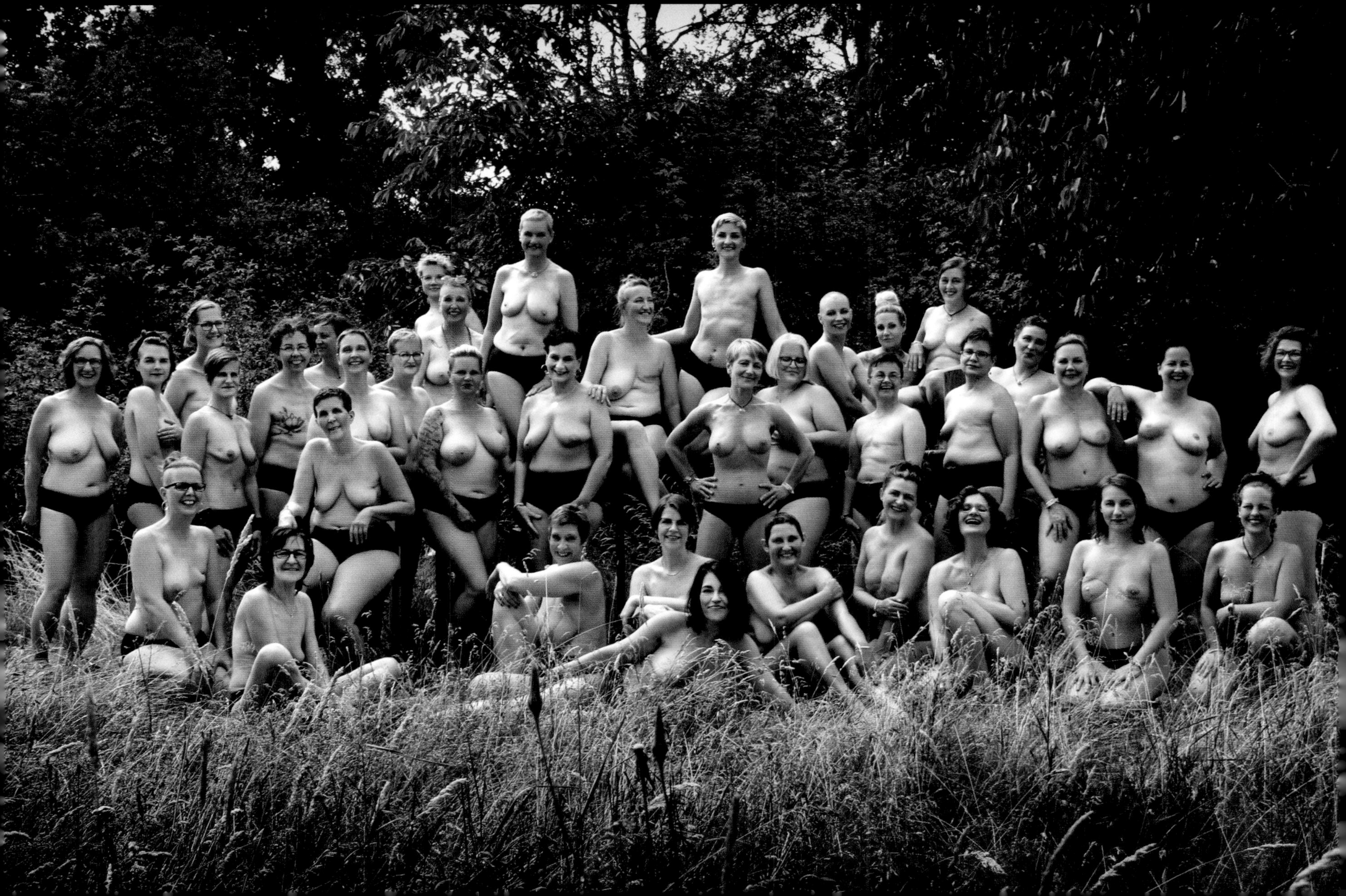

Franziska Günther

»Mit meinen Bildern möchte ich alle Frauen ermutigen, sich selbst aus einem anderen Blickwinkel zu betrachten, die eigene Stärke zu erkennen und die weibliche Kraft neu zu entdecken.«

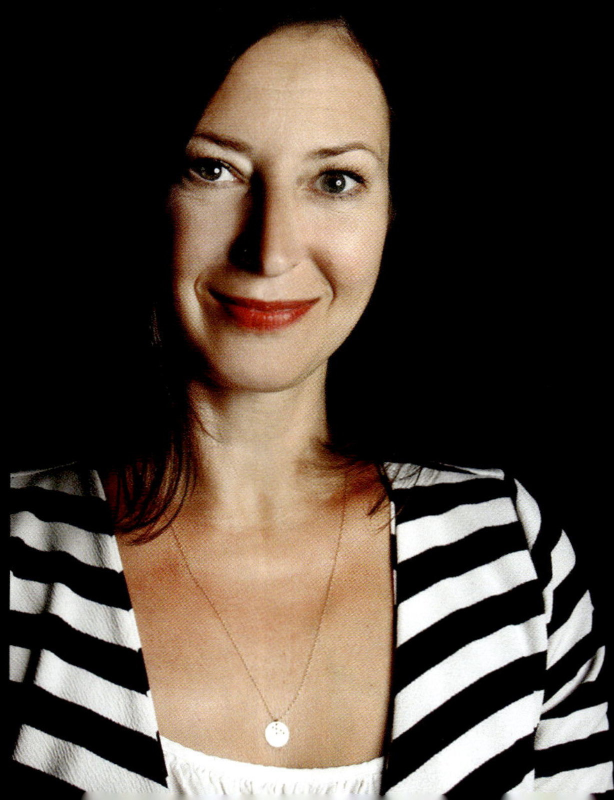

Franziska Günther, geboren 1981, erlernte nach ihrem Abitur den Beruf der Fotografin in Iphofen bei Würzburg, ein Wunsch, den sie bereits seit ihrem 12. Lebensjahr verfolgte.

Nach zehn Jahren in Unterfranken kehrte sie 2010 in ihre Heimatstadt Brandenburg an der Havel zurück und eröffnete dort im Jahr 2012 ein Fotostudio.

Es fiel ihr als Fotografin leicht Menschen mit einer positiven Grundstimmung zu fotografieren, Menschen, die sich schön und wertvoll fühlen. Nach der intensiven Begegnung mit einer ersten Krebspatientin im Jahr 2015, der dieses Gefühl unvermittelt entzogen worden ist, gründete sie 2018 das Projekt „schön & stark – Frauen mit Krebs, ein Fotoprojekt für mehr Selbstliebe", das betroffene Frauen darin bestärkt wieder mehr in ihre eigene Kraft zu kommen und dabei hilft den eigenen Körper auch mit den Nachwirkungen einer Krebstherapie liebevoll anzunehmen. Bisher fotografierte sie bereits über 150 Frauen mit Krebs in Einzelshootings und Gruppenevents und unterstützt mit ihren Bildern viele Betroffene auf dem Weg der weiteren Heilung. Der vorliegende Bildband ist ihr erstes Buch.

Sie lebt mit ihrer Familie in Brandenburg an der Havel.

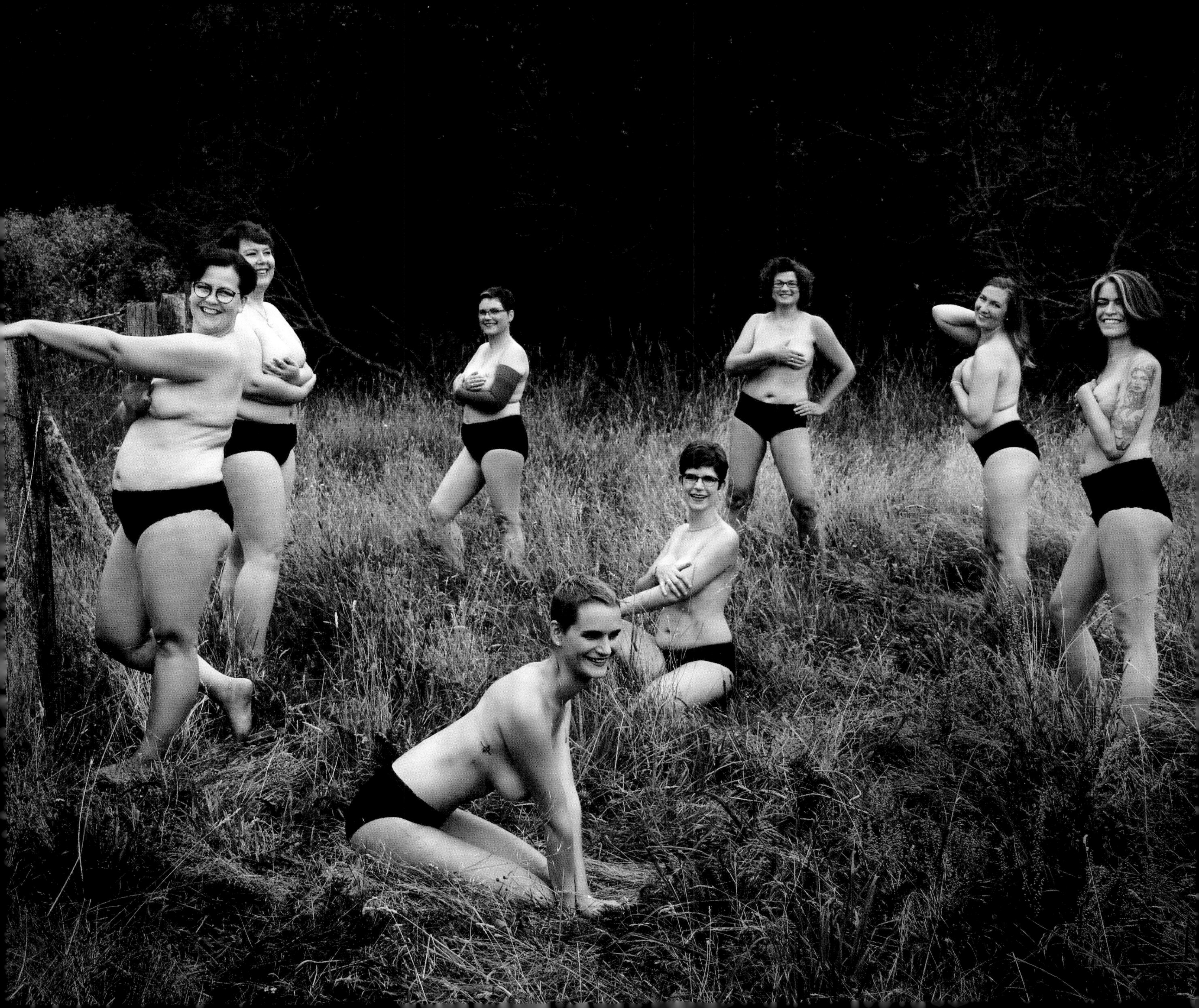

»Ich wollte den Frauen einen Raum geben, sich selbst mit dem neuen Lebensabschnitt und dem veränderten Aussahen liebevoll zu versöhnen.«

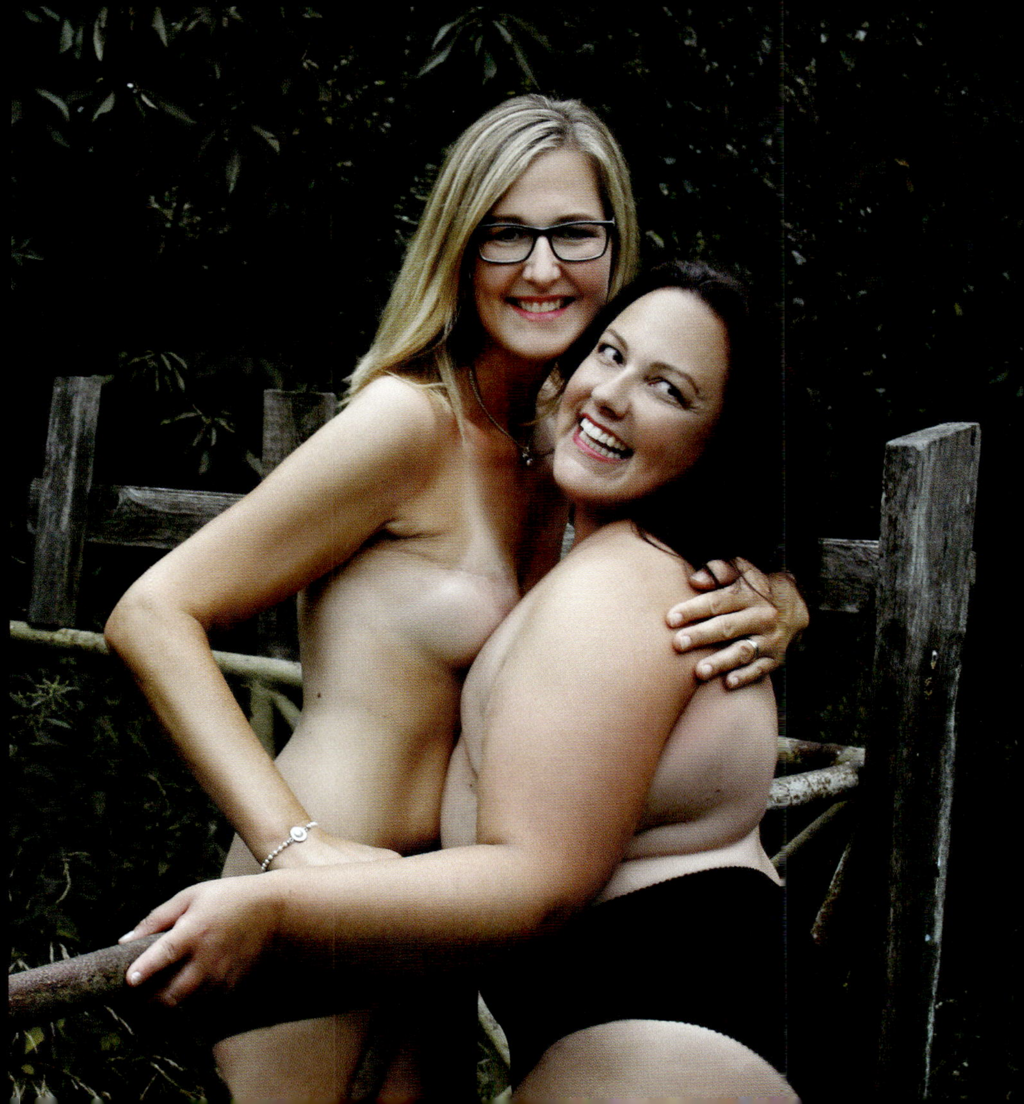

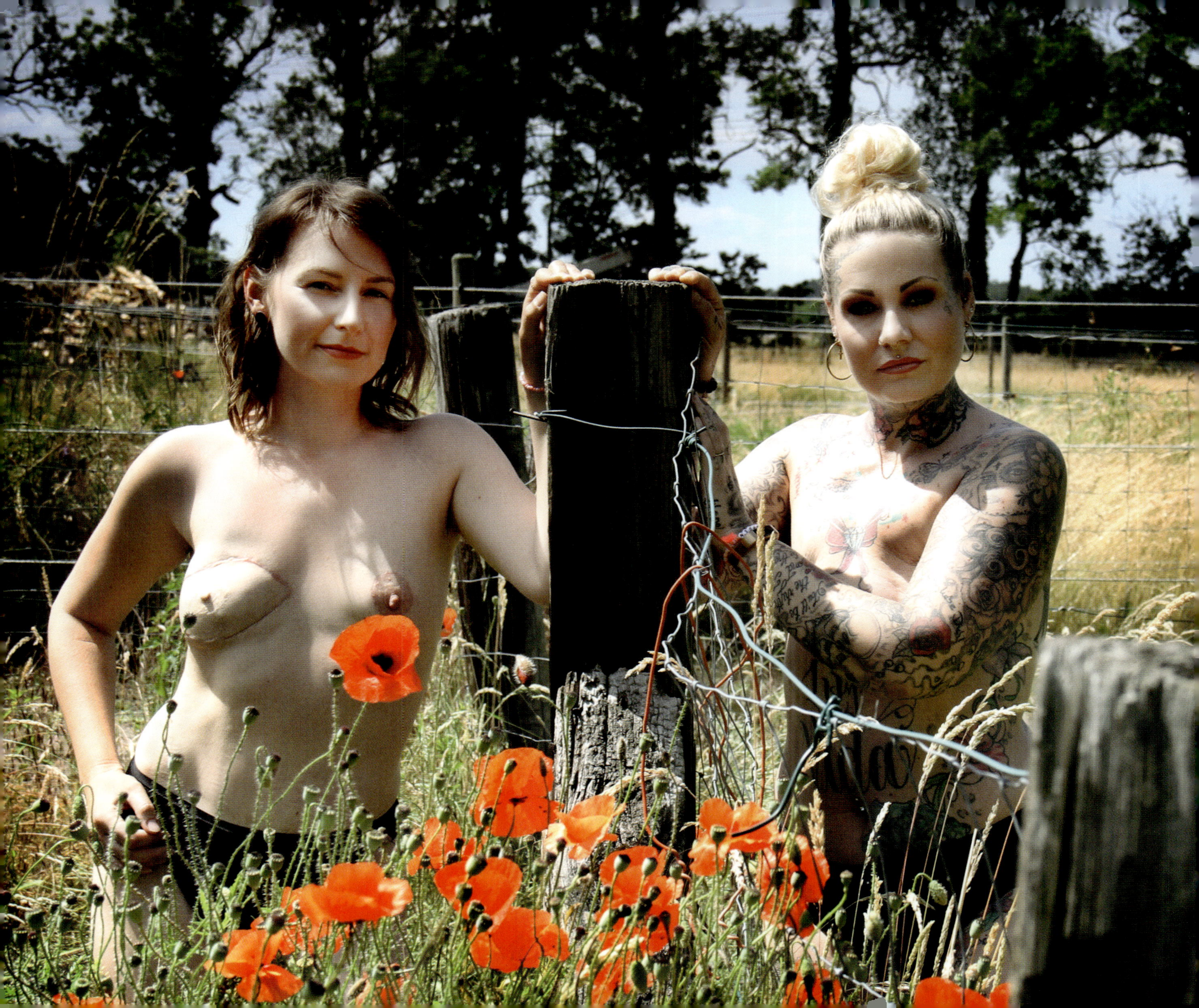

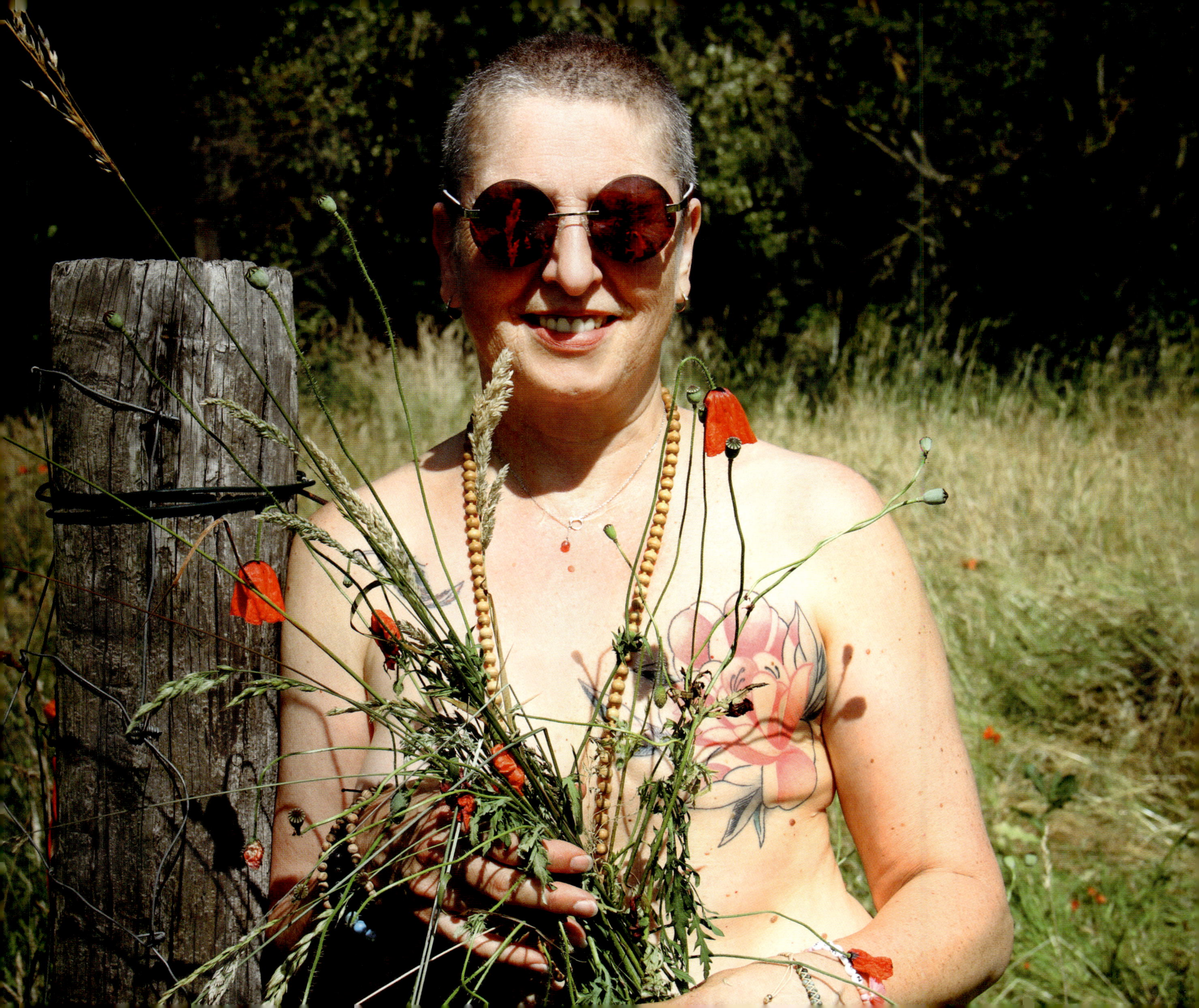

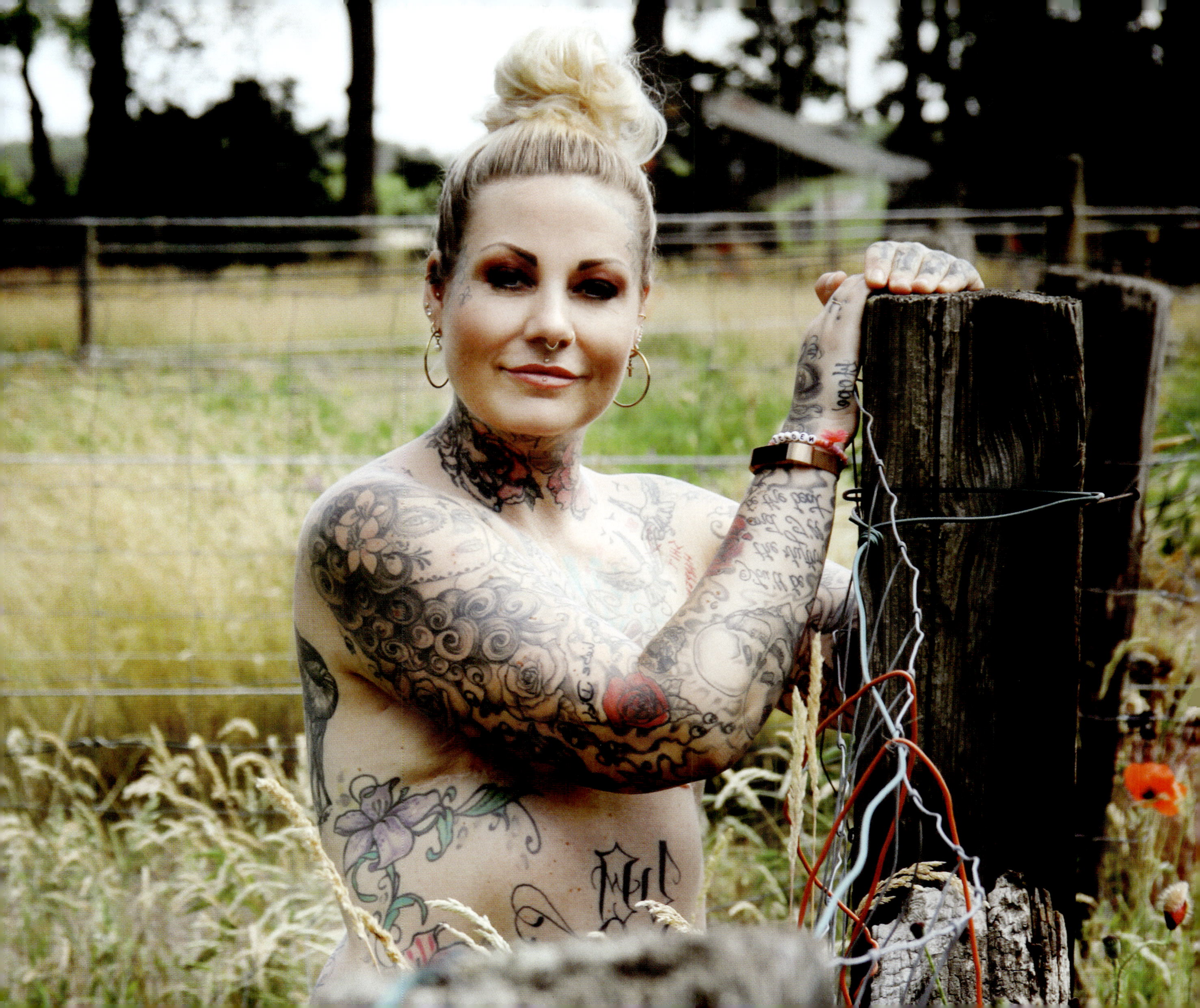

schön & stark

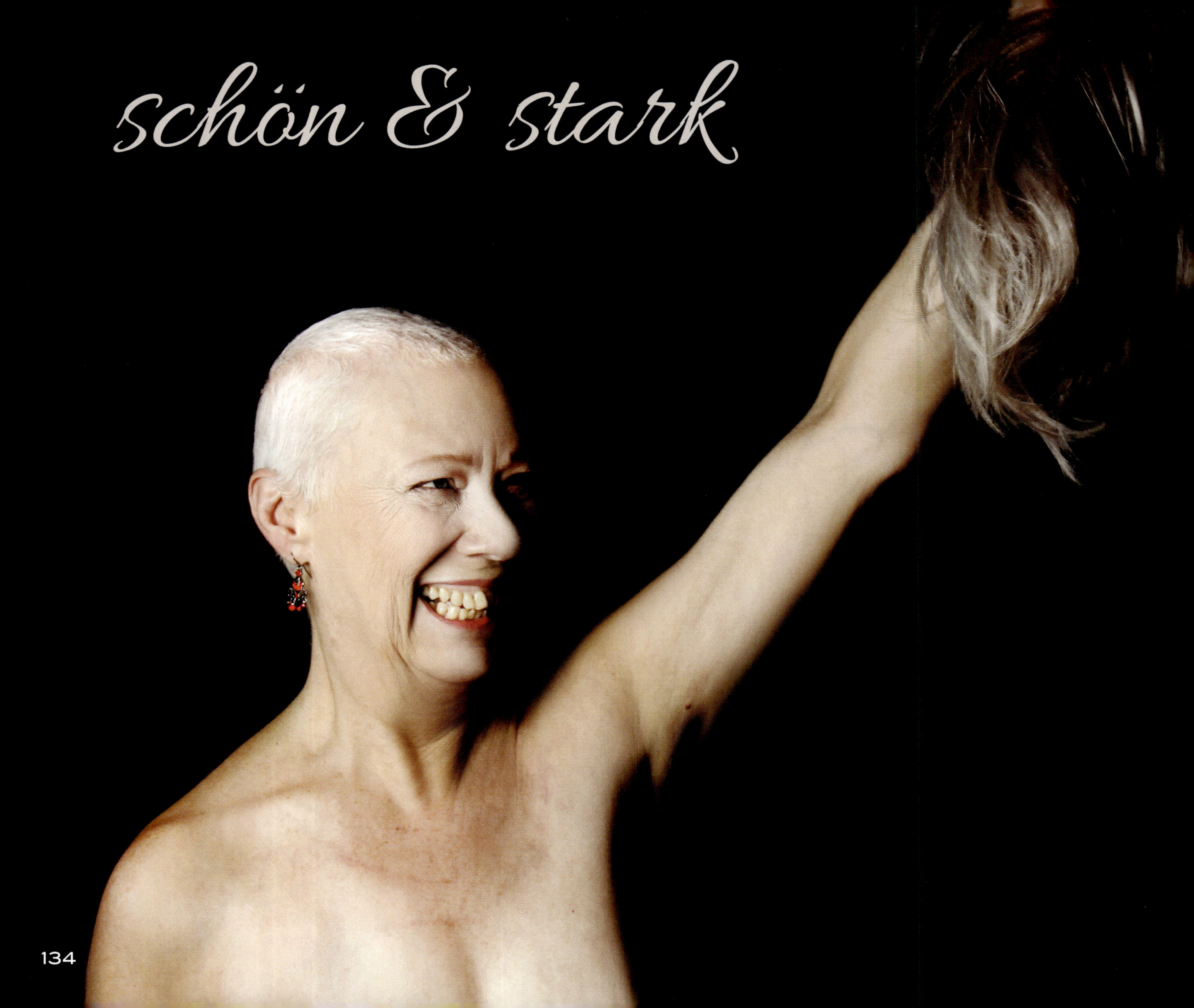

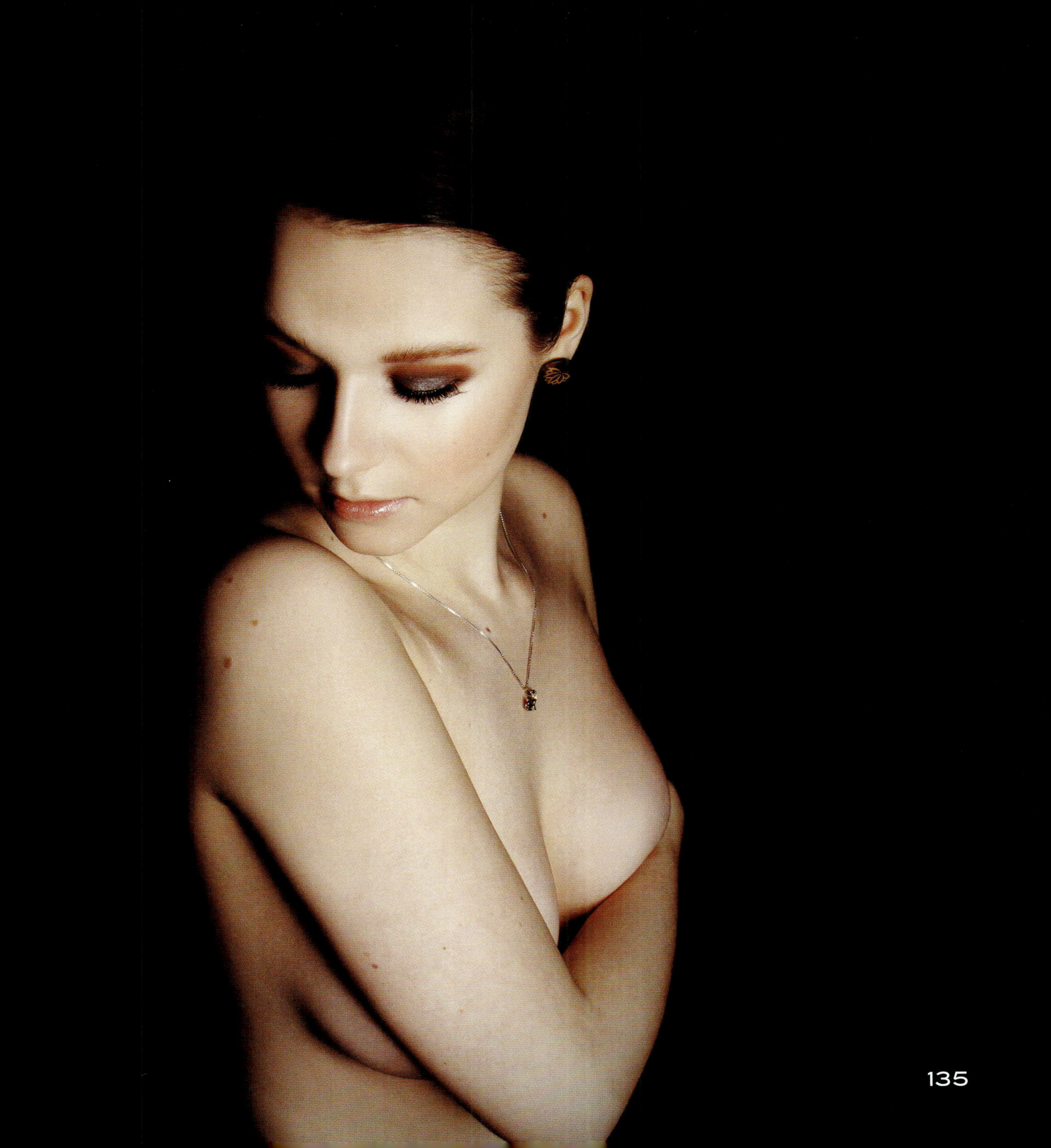

FRANZISKA GÜNTHER

schön & stark

FRAUEN MIT KREBS

»Ein Fotoprojekt für mehr Selbstliebe.«

LAUINGER VERLAG